Medizinische Informatik und Statistik

Band 1: Medizinische Informatik 1975. Frühjahrstagung des Fachbereiches Informatik der GMDS. Herausgegeben von P. L. Reichertz. VII, 277 Seiten. 1976.

Band 2: Alternativen medizinischer Datenverarbeitung. Fachtagung München-Großhadern 1976. Herausgegeben von H. K. Selbmann, K. Überla und R. Greiller. VI, 175 Seiten. 1976.

Band 3: Informatics and Medicine. An Advanced Course. Edited by P. L. Reichertz and G. Goos. VIII, 712 pages. 1977.

Band 4: Klartextverarbeitung. Frühjahrstagung, Gießen, 1977. Herausgegeben von F. Wingert. V, 161 Seiten. 1978.

Band 5: N. Wermuth, Zusammenhangsanalysen Medizinischer Daten. XII, 115 Seiten. 1978.

Band 6: U. Ranft, Zur Mechanik und Regelung des Herzkreislaufsystems. Ein digitales Simulationsmodell. XV, 192 Seiten. 1978.

Band 7: Langzeitstudien über Nebenwirkungen Kontrazeption – Stand und Planung. Symposium der Studiengruppe „Nebenwirkungen oraler Kontrazeptiva – Entwicklungsphase", München 1977. Herausgegeben von U. Kellhammer. VI, 254 Seiten. 1978.

Band 8: Simulationsmethoden in der Medizin und Biologie. Workshop, Hannover, 1977. Herausgegeben von B. Schneider und U. Ranft. XI, 496 Seiten. 1978.

Band 9: 15 Jahre Medizinische Statistik und Dokumentation. Herausgegeben von H.-J. Lange, J. Michaelis und K. Überla. VI, 205 Seiten. 1978.

Band 10: Perspektiven der Gesundheitssystemforschung. Frühjahrstagung, Wuppertal, 1978. Herausgegeben von W. van Eimeren. V, 171 Seiten. 1978.

Band 11: U. Feldmann, Wachstumskinetik. Mathematische Modelle und Methoden zur Analyse altersabhängiger populationskinetischer Prozesse. VIII, 137 Seiten. 1979.

Band 12: Juristische Probleme der Datenverarbeitung in der Medizin. GMDS/GRVI Datenschutz-Workshop 1979. Herausgegeben von W. Kilian und A. J. Porth. VIII, 167 Seiten. 1979.

Band 13: S. Biefang, W. Köpcke und M. A. Schreiber, Manual für die Planung und Durchführung von Therapiestudien. IV, 92 Seiten. 1979.

Band 14: Datenpräsentation. Frühjahrstagung, Heidelberg 1979. Herausgegeben von J. R. Möhr und C. O. Köhler. XVI, 318 Seiten. 1979.

Band 15: Probleme einer systematischen Früherkennung. 6. Frühjahrstagung, Heidelberg 1979. Herausgegeben von W. van Eimeren und A. Neiß. VI, 176 Seiten, 1979.

Band 16: Informationsverarbeitung in der Medizin -Wege und Irrwege-. Herausgegeben von C. Th. Ehlers und R. Klar. XI, 796 Seiten. 1979.

Band 17: Biometrie – heute und morgen. Interregionales Biometrisches Kolloquium 1980. Herausgegeben von W. Köpcke und K. Überla. X, 369 Seiten. 1980.

Band 18: R.-J. Fischer, Automatische Schreibfehlerkorrektur in Texten. Anwendung auf ein medizinisches Lexikon. X, 89 Seiten. 1980.

Band 19: H. J. Rath, Peristaltische Strömungen. VIII, 119 Seiten. 1980.

Band 20: Robuste Verfahren. 25. Biometrisches Kolloquium der Deutschen Region der Internationalen Biometrischen Gesellschaft, Bad Nauheim, März 1979. Herausgegeben von H. Nowak und R. Zentgraf. V, 121 Seiten. 1980.

Band 21: Betriebsärztliche Informationssysteme. Frühjahrstagung, München, 1980. Herausgegeben von J. R. Möhr und C. O. Köhler. (vergriffen)

Band 22: Modelle in der Medizin. Theorie und Praxis. Herausgegeben von H. J. Jesdinsky und V. Weidtman. XIX, 786 Seiten. 1980.

Band 23: Th. Kriedel, Effizienzanalysen von Gesundheitsprojekten. Diskussion und Anwendung auf Epilepsieambulanzen. XI, 287 Seiten. 1980.

Band 24: G. K. Wolf, Klinische Forschung mittels verteilungsunabhängiger Methoden. X, 141 Seiten. 1980.

Band 25: Ausbildung in Medizinischer Dokumentation, Statistik und Datenverarbeitung. Herausgegeben von W. Gaus. X, 122 Seiten. 1981.

Band 26: Explorative Datenanalyse. Frühjahrstagung, München, 1980. Herausgegeben von N. Victor, W. Lehmacher und W. van Eimeren. V, 211 Seiten. 1980.

Band 27: Systeme und Signalverarbeitung in der Nuklearmedizin. Frühjahrstagung, München, März 1980. Proceedings. Herausgegeben von S. J. Pöppl und D. P. Pretschner. IX, 317 Seiten. 1981.

Band 28: Nachsorge und Krankheitsverlaufsanalyse. 25. Jahrestagung der GMDS, Erlangen, September 1980. Herausgegeben von L. Horbach und C. Duhme. XII, 697 Seiten. 1981.

Band 29: Datenquellen für Sozialmedizin und Epidemiologie. Herausgegeben von R. Brennecke, E. Greiser, H. A. Paul und E. Schach. VIII, 277 Seiten. 1981.

Band 30: D. Möller, Ein geschlossenes nichtlineares Modell zur Simulation des Kurzzeitverhaltens des Kreislaufsystems und seine Anwendung zur Identifikation. XV, 225 Seiten. 1981.

Band 31: Qualitätssicherung in der Medizin. Probleme und Lösungsansätze. GMDS-Frühjahrstagung, Tübingen, 1981. Herausgegeben von H. K. Selbmann, F. W. Schwartz und W. van Eimeren. VII, 199 Seiten. 1981.

Band 32: Otto Richter, Mathematische Modelle für die klinische Forschung: enzymatische und pharmakokinetische Prozesse. IX, 196 Seiten, 1981.

Band 33: Therapiestudien. 26. Jahrestagung der GMDS, Gießen, September 1981. Herausgegeben von N. Victor, J. Dudeck und E. P. Broszio. VII, 600 Seiten. 1981.

Medizinische Informatik und Statistik

Herausgeber: S. Koller, P. L. Reichertz und K. Überla

36

Claus O. Köhler

Ziele, Aufgaben, Realisation eines Krankenhausinformationssystems

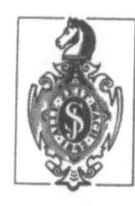

Springer-Verlag

Reihenherausgeber
S. Koller P. L. Reichertz K. Überla

Mitherausgeber
J. Anderson G. Goos F. Gremy H.-J. Jesdinsky H.-J. Lange
B. Schneider G. Segmüller G. Wagner

Autor
Claus O. Köhler
DKFZ Deutsches Krebsforschungszentrum
Im Neuenheimer Feld 280, 6900 Heidelberg

ISBN-13: 978-3-540-11592-2   e-ISBN-13: 978-3-642-81849-3
DOI: 10.1007/ 978-3-642-81849-3

This work is subject to copyright. All rights are reserved, whether the whole or part of the material is concerned, specifically those of translation, reprinting, re-use of illustrations, broadcasting, reproduction by photocopying machine or similar means, and storage in data banks. Further, storage or utilization of the described programs on date processing installations is forbidden without the written permission of the author. Under § 54 of the German Copyright Law where copies are made for other than private use, a fee is payable to "Verwertungsgesellschaft Wort", Munich.

© by Springer-Verlag Berlin Heidelberg 1982

2145/3140 – 5 4 3 2 1 0

"The health of the people is really the foundation upon which all their happiness and all their power as a state depend." (Disraeli)

Vorbemerkungen

Im Zuge der Automatisierung und des steigenden Einsatzes von Rechnern in allen Bereichen des menschlichen Zusammenlebens ist auch in der Medizin der Computer auf dem Vormarsch. Das Buch von Gall mit dem treffenden Titel: »Computer verandern die Medizin« gibt eine gute Übersicht uber die Einsatzmoglichkeiten des Computers in der Medizin. Schipperges schreibt im Geleitwort dazu: "Es wird sich vermutlich nicht vermeiden lassen, daß der Arzt im kommenden Mensch-Maschine-Dialog viel prinzipieller und weitaus umfassender gebildet wird, um von vornherein mit allen Moglichkeiten und Gefahrlichkeiten vertraut zu werden, in die uns ein solcher Dialog in Zukunft fuhren kann." (Seite 7). *)

Die vorliegende Arbeit behandelt ein hochst aktuelles Aufgabengebiet der elektronischen Datenverarbeitung in der Medizin, das sogenannte 'Krankenhaus-Informationssystem'. Dieser Begriff wird heute so weit gefasst, daß darunter praktisch alle Anwendungsmoglichkeiten von Computern im Rahmen des Krankenhauses subsumiert werden konnen. Ausserhalb der Betrachtung bleiben dabei eigentlich nur reine Prozessrechneranwendungen, z.B. Steuerung von Geraten fur Bestrahlung, von Narkosegeraten, von Dialyseapparaturen, von spektrometrischen Geraten aller Art u.a.m.

Im ersten Teil der vorliegenden Arbeit wird der Rahmen der medizinischen Informatik, in den das Krankenhaus-Informationssystem methodologisch einzuordnen ist, dargestellt.

Im zweiten Teil wird versucht, eine Zielanalyse fur ein integriertes Krankenhaus-Informationssystem zu erstellen und die auf dieses Ziel einwirkenden Faktoren zu bestimmen. Weiterhin werden das Objekt, auf das dieses System angewendet werden soll - das Krankenhaus - und die dort bestehenden und notwendigen Informationskreise untersucht.

Im dritten Teil, dem Hauptteil, wird das Modell eines Krankenhaus-Informationssystems auf der Basis eines in Heidelberg entwickelten Generators beschrieben.

----

*) Gall, M.: Computer verandern die Medizin. Gentner, Stuttgart 1969

Einige andere Generator- oder Tragersysteme werden im 5. Kapitel kurz angesprochen.

Die Arbeit ist in ihrer Gesamtsicht pragmatisch angelegt. Der zweite Teil, die Beschreibung aller Informationskreise und Funktionsbereiche im Krankenhaus, baut auf einem Kapitel meines Buches 'Krankenhaus-Informationssystem - Zielbestimmung und Rahmenmodell' (Hain Meisenheim 1973) auf. Wenn sich auch in der Realisierung sehr vieles geändert hat, so ist doch das Krankenhauses und dessen Ziele und Aufgaben noch immer gleich.

Die Arbeit basiert auf einer 16-jährigen theoretischen und praktischen Erfahrung auf diesem Gebiet. Gerade aufgrund dieser langjahrigen Erfahrung ist die Befurchtung gross, daß auch dieses Modell in Kurze schon wieder uberholt sein könnte.

Bei meinem verehrten Lehrer, Prof. Dr. med. Gustav Wagner, der mir immer mit gutem Rat, gerade was die Praxis des Krankenhauses anbelangt, zur Seite gestanden und das Buch kritisch durchgesehen hat, bedanke ich mich herzlich. Auch von Prof. Dr.med. P.L. Reichertz habe ich wertvolle Anregungen erhalten.

Grossen Dank schulde ich der Arbeitsgruppe aus dem Projekt DVM 311 (in dem KRAZTUR entwickelt wurde) an der Thorax-chirurgischen Spezialklinik Rohrbach, deren fachliche Betreuung ich fur fast drei Jahre von 1977 bis 1979 ubernommen hatte. Zu dieser Arbeitsgruppe gehorten Frau Ellen Hönicke (Medizinische Dokumentarin), Karl-Heinz Ellsässer (Diplom-Informatiker der Medizin und Projektleiter) und Karl-Heinz Offenhauser (Systemanalytiker und Programmierer), ohne deren Begeisterung, Elan und fundierte Kenntnisse in ihren jeweiligen Fachgebieten das Projekt sicher keinen so guten Abschluss gefunden hätte. Die Gruppe ist 1980 in toto in das Tumorzentrum Heidelberg/Mannheim ubernommen worden.

Auch dem ärztlichen Direktor der Rohrbacher Klinik, Prof. Dr.med. Ingolf Vogt-Moykopf, der mich und die Projektgruppe bei der Entwicklung von KRAZTUR mit seinem Mitarbeiterstab immer unterstutzt hat, gebuhrt mein aufrichtiger Dank.

Last not least mochte ich mich bei meinen beiden Sekretarinnen Frau Angela Celso und Frau Brigitte Kohler für ihre Bemühungen bei den vielen Schreibarbeiten und bei meinen sämtlichen anderen Mitarbeitern für die Entlastung in organisatorischer Hinsicht herzlich bedanken.

Meiner Frau muss ich meine Bewunderung aussprechen für die Geduld, mit der sie seit Jahren meine vielen Abwesenheiten in Kauf nimmt. Sie hat mich immer wieder moralisch gestützt und aufgebaut; ohne sie hatte meine Energie sicher nicht ausgereicht.

Claus O. Köhler
Heidelberg, Dezember 1981

Inhaltsverzeichnis:

1. Einleitung	9
2. Medizinische Informatik	12
2.1. Definition	12
2.2. Bedarf für die Medizinische Informatik	12
2.3. Struktur der Medizinischen Informatik	13
2.4. Einsatzgebiete	15
2.4.1. Gesundheitswesen – Administration/Organisation	16
2.4.2. Gesundheitswesen – Informationsverarbeitung/Dokumentation	17
2.4.3. Gesundheitswesen – Med.-Technische Informatik	18
2.4.4. Krankenhauswesen – Administration/Organisation	20
2.4.5. Krankenhauswesen – Informationsverarbeitung/Dokumentation	23
2.4.6. Krankenhauswesen – Med.-Technische Informatik	26
2.4.7. Ärzteschaft Administration/Organisation	28
2.4.8. Ärzteschaft Informationsverarbeitung/Dokumentation	28
2.4.9. Ärzteschaft Med.-Technische Informatik	28
2.5. Zukunftsaussichten	29
3. Krankenhauswesen	31
3.1. Funktion des Krankenhauses	31
3.2. Informationswesen im Krankenhaus	34
3.2.1. Geschichte des Informationswesens im Krankenhaus	38
3.2.2. Funktionen des Krankenhaus-Informationssystems	41
3.2.3. Notwendigkeit eines Krankenhaus-Informationssystems	42
3.3. Zielbestimmung für ein Krankenhaus-Informationssystem	45
3.3.1. Zielgrößen	45
3.3.2. Einflussfaktoren auf die Zielgrößen	51
3.3.2.1. Krankenhausexterne Einflussfaktoren	51
3.3.2.1.1. Gesellschaftspolitische Faktoren	52
3.3.2.1.2. Patientenbezogene Faktoren	56
3.3.2.2. Krankenhausinterne Einflussfaktoren	56
3.4. Krankenhaus: Organisation und Funktion	61

3.4.1. Das Krankenhaus als soziale Anstalt	61
3.4.2. Das Krankenhaus als Dienstleistungsbetrieb	62
3.4.3. Das Krankenhaus als Instrument für Forschung und Lehre	63
3.5. Informationsfluss im Krankenhaus	64
3.5.1. Informationssektoren	66
3.5.1.1. Informationssektor 'Klinische Praxis'	68
3.5.1.2. Informationssektor 'Administration'	73
3.5.1.3. Informationssektor 'Medizinische Wissenschaft'	77
3.5.1.4. Intersektion 'Klinische Praxis' und 'Administration'	81
3.5.1.5. Intersektion 'Medizinische Wissenschaft' und 'Klinische Praxis'	93
3.6. Möglichkeiten des Informationsflusses und der Steuerung des Informationsflusses	94
3.6.1. Konventionelle Systeme	94
3.6.2. EDV-Systeme	95
3.6.2.1. Off-line-Systeme	96
3.6.2.2. On-line-Systeme	97
3.7. Sicherheitsprobleme	101
3.7.1. Probleme der Datensicherung und Datenaufbewahrung	101
3.7.2. Problem der Vertraulichkeit	104
3.8. Kosten eines Krankenhaus-Informationssystems	106
4. KRAZTUR - ein Generator für ein Krankenhaus-Informationssystem	107
4.1. Zielsetzung	107
4.2. Ausgangssituation	109
4.3. Realisation	111
4.3.1. Erfassung der Daten	111
4.3.2. Verarbeitung und Präsentation der Daten	113
4.3.2.1. Listen	116
4.3.2.2. Tabellen	116
4.3.2.3. Standardbrief	116
4.3.2.4. Arztbrief	117
4.3.2.5. Verlaufsdarstellung	119
4.3.2.6. Briefeditor	121
4.3.3. Einbestellung	122
4.4. Hardwarebedarf für KRAZTUR	127
4.5. Betriebssystemvoraussetzungen für KRAZTUR	128
4.6. Systembeschreibung KRAZTUR	130
4.6.1. Zugangskontrolle	132
4.6.2. Datensicherheit	133
4.6.3. Programmsicherheit	133
4.6.4. Protokolle	133
4.7. Datenbank	135

4.7.1. Datenorganisation	135
4.7.2. Aufbau der KRAZTUR-Datenbank	136
4.7.2.1. Identifizierungsmerkmal	137
4.7.2.2. Logische Struktur	139
4.7.3. Inverted Files	139
4.7.4. Datenbankbeschreibung	140
4.7.5. Code-Dateien (Eigenschaftswerte)	140
4.8. Anweisungskonzept	141
4.8.1. Datenbankgenerator	143
4.8.2. Dialoggenerator und -manipulator	145
4.8.3. Benutzergenerator	146
4.8.4. Retrievalgenerator	147
4.8.5. Sortierungsgenerator	148
4.8.6. Druckgenerator	149
4.8.7. Histogrammgenerator	151
4.9. KRAZTUR-Dialoge	151
4.9.1. Eingabedialog	152
4.9.1.1. Steuerung der Eingabe	153
4.9.1.2. Erkennung und Prüfung der Eingabe	154
4.9.1.3. Technik der Eingabe	155
4.9.2. Aufbau eines Blocks	156
4.9.3. Korrekturen	156
4.9.4. Codes	157
4.9.5. Defaultwerte	159
4.9.6. Wiederholgruppen	159
4.9.7. Fehlerprüfungen	160
4.9.8. Verkettete Eingaben	162
4.10. Organisationshilfen	163
4.11. Auswertung	164
4.11.1. Retrieval	164
4.11.2. Histogramm	165
4.11.3. Sortierung	168
5. Andere Generator- oder Trägersysteme	169
6. Zusammenfassung	172
7. Literatur	173
8. Anhang	186
9. Stichwortverzeichnis	201
10. Namensverzeichnis	216

1. Einleitung

> "In health, as in all sectors of the economy, there are never enough resources available to meet all conceivable needs" (M.S. Blumberg).

Die Werkzeuge des Jahrhunderts der Information und Kommunikation, wie unser 20. Jahrhundert haufig genannt wird, haben Einzug auch in alle Bereiche des Gesundheitswesens und insbesondere ins Krankenhaus gehalten. Der Einsatz der elektronischen Datenverarbeitung zur Losung vielfältiger Aufgaben in der Medizin, angefangen von Mikroprozessoren zur Prothesensteuerung bis zum Grossrechner fur die Administration und Kommunikation in grossen Klinika ist nicht mehr wegzudenken (91).

Wie jede neue Technologie in der Vergangenheit soziale und gesellschaftspolitische Probleme aufgeworfen hat - eklatante Beispiele: Einführung des automatischen Webstuhls oder die Massenproduktion durch Fliessbandfertigung - so bringt auch der verstarkte Einsatz von Computern und Automaten nicht nur eine hohere Produktivitat, sondern auch soziale Unruhe durch den Zwang des Umorientierens, des Umlernens und durch die Furcht vor Arbeitslosigkeit in unsere Gesellschaft. Hinzu kommt ein Faktor, der bisher noch keine Rolle in der technologischen Entwicklung in der Vergangenheit gespielt hat: die Möglichkeit der vollständigen Uberwachung oder vollen 'Durchsichtigkeit' der Menschen durch Sammlung von Daten in zentralen Grossspeichern in dem Sinne, wie es George Orwell schon 1949 für 1984 verhergesagt hatte.

Auch in der Medizin mussen Designer und Produzenten von Informations-, Organisations- und Administrationssystemen auf die gesellschaftspolitisch relevanten Belange Rucksicht nehmen, nicht zuletzt wegen der haufig sehr sensitiven Daten im medizinischen Bereich.

Kein vom Menschen in der Vergangenheit geschaffenes Werkzeug war gegen die missbrauchliche Verwendung gefeit, und die Gefahr steigt mit der Menge der mit diesem 'Werkzeug' gegebenenfalls zu erreichenden Menschen. Die Entwicklung und Implementierung von Kontrollmechanismen sowohl auf der technischen als auch auf der gesellschaftspolitischen Ebene sind erforderlich. Z.Z. trifft diese Forderung in erster Linie auf die Verwendung der Kernenergie und der Grossrechner für personenbezogene Datenbanken zu.

Auch das Thema 'Krankenhaus-Informationssytem' muss unter den beiden grundsatzlichen Aspekten der Technik und der Gesellschaftspolitik (zu der auch die Wirtschaftlichkeit zahlt) diskutiert werden. Daruber hinaus ist der 'Erfolg' solcher Systeme - wie immer auch dieser zu messen sei - von drei verschiedenen Seiten zu betrachten:

1. aus der Sicht des Patienten,
2. aus der Sicht der damit arbeitenden Personen,
3. aus der Sicht der Gesellschaft insgesamt.

Eine generelle Darstellung und Diskussion muss auch diesen drei Betrachtungsweisen Rechnung tragen.

Der einzelne Patient muss und wird immer den Nutzen, den ein solches System fur seine Gesundung, fur die Wiederherstellung seiner korperlichen, seelischen und geistigen Intaktheit hat, in den Vordergrund stellen. Die sich daran anschliessende Frage bezieht sich naturgemass auf einen eventuellen Schaden fur ihn.

Das mit einem Informationssystem konfrontierte Personal sieht naturlich auch den Nutzen fur die eigene Arbeit; es sieht daruber hinaus aber auch die Moglichkeiten der direkten Hilfe bei Diagnostik und Therapie fur den einzelnen Patienten und die Moglichkeit der Gewinnung neuer Erkenntnisse durch sinnvolle Aggregation vieler Daten zum Nutzen zukunftiger Patienten.

Die Gesellschaft muss generell solche DV-Systeme (nicht nur die im Krankenhaus) in erster Linie unter dem Gesichtspunkt der Nutzen-Kosten-Relation fur die gesamte Volkswirtschaft sehen. Zu den Kosten gehoren hierbei nicht nur die direkten Kosten, die in DM zu bemessen sind, sondern z.B. auch die Kosten von Schaden die durch eventuellen Missbrauch von Informationssystemen entstehen, und die Kosten, die durch Umsetzung, Umschulung, Ausbildung, Arbeitslosigkeit etc. hervorgerufen werden. Ebensowenig auszuschliessen ist dabei die Berucksichtigung eventueller direkter Schaden durch die Anwendung neuer Techniken und Verfahren im allgemeinen, z.B. eventuelle Augenschaden durch standiges Arbeiten an Bildschirmen.

Die Bewertung und Messung der Nutzen von Informationssystemen im volkswirtschaftlichen Sinne sind sehr schwierig, wenn nicht sogar unmoglich. Schon betriebswirtschaftlich ist es nicht einfach, einen Anteil des Produktivitatszuwachses oder einen Anteil an der Gewinnsteigerung auf die Einführung eines Management-Informationssystems zu beziehen. Die Anderung in der gesamten Ablauforganisation (96) durch die bessere Übersicht, die Sichtbarmachung der Komplexitat der Ablaufe und der Interdependenz aller Handlungen fuhren zu sekundaren und tertiaren Nutzen, die sich in einem Betrieb bestenfalls retrospektiv in den Jahresbilanzen niederschlagen.

In einem Krankenhaus kann zwar nach betriebswirtschaftlichen Regeln ebenfalls eine Bilanz erstellt werden, die allerdings uber die Hauptaufgabe des Krankenhauses - 'Versorgung des Patienten im weitesten Sinne' - nur unvollkommen Aussagen machen kann. Als messbare Faktoren hierfur gehen allenfalls Werte wie Bettenauslastung, Pflegesatz, durchschnittliche Verweildauer und durchschnittlicher Medikamentenverbrauch in die Rechnung ein, die im besten Falle nur mittelbar Aufschluss uber die Gute von Diagnostik und Therapie geben konnen.

Volkswirtschaftliche Beurteilungen fur einen Erfolg sind noch wesentlich schwieriger. Ein Krankenhaus, daß sich betriebswirtschaftlich vollig richtig verhalt, kann dabei volkswirtschaftlich schadlich handeln. Ein Beispiel soll das verdeutlichen. Die Verlangerung der durchschnittlichen Verweildauer erhoht die Bettenauslastung und baut den negativen Saldo, der durch die hoheren Ausgaben in den ersten Tagen eines stationaren Aufenthaltes entstanden ist, ab. Gesamtwirtschaftlich wird damit aber ein Verlust erzeugt.

Ein volkswirtschaftlicher und gesellschaftspolitischer Nutzen von Informations- und Organisationssystemen auf Computerbasis in Krankenhausern kann letztendlich nur in der Summierung aller Einzelnutzen sowohl auf seiten der Patienten als auch auf seiten der Anwender gesehen werden. Beim Nutzen für die Patienten muss uber den Nutzen fur den jeweils aktuellen Patienten hinaus der eventuelle Nutzen fur zukunftige Patienten durch die Moglichkeit der Gewinnung neuer Erkenntnisse aus den Datensammlungen in Betracht gezogen werden.

Die Moglichkeit der Erstellung von Masszahlen fur den Nutzen beim Patienten und beim Anwender muss untersucht werden.

2. Medizinische Informatik

2.1. Definitionen

Eine allgemein gultige Definition der medizinischen Informatik gibt es nicht. Reichertz' (93) operationale Definition kann akzeptiert werden, wenn man den gesellschaftspolitischen Effekt, der auch negativ gesehen werden kann, ausser Betracht lasst. Demnach hat die Medizinische Informatik die Aufgabe der

- Dokumentation,
- Analyse,
- Steuerung,
- Kontrolle und
- Synthese von Informationsprozessen in der Medizin mit den Methoden der Daten- Erfassung,
  - Bewertung,
  - Verwaltung und
  - Auswertung

sowie der Modellbildung und Simulation.

Die grundsatzliche Gefahr, die in der Losung dieser Aufgaben mit Methoden der Datenverarbeitung im Hinblick auf eine weitere Entpersonlichung der Patientenbehandlung liegt, darf nicht übersehen werden. Den Medizin-Informatikern ist hier eine grosse gesellschaftspolitische Aufgabe gestellt: Anwendung eines neuen Werkzeuges zum Wohle der Patienten und zum Nutzen der im Gesundheitswesen agierenden Personen.

2.2. Bedarf an Medizinischer Informatik

Die Erklarung des Bedarfs an Medizinischer Informatik ergibt sich schon aus der obigen Definition. Die dort aufgeführten Aufgaben sind in ihrer heutigen Komplexitat nicht mehr von Administratoren und/oder Medizinern quasi nebenbei zu erledigen. Es ist aber weiter zu fragen, warum diese Aufgaben zum einen so ausgeweitet und zum anderen nach innen so kompliziert und vielfältig geworden sind?

Die Antwort auf diese Frage soll mit einem Zitat von Buchstaller (22, Seite 152) gegeben werden: "Das Gesundheitswesen ist in der Gegenwart durch vier grosse Trends geprägt. In extremer Vereinfachung sind es folgende:

1. Ein steigender und offenbar nicht zu stillender Bedarf an Gesundheitsleistungen.
2. Ein quantitativ und vermutlich auch qualitativ steigendes Angebot, welches immer mehr Mittel finanzieller wie personeller Natur in Anspruch nimmt.
3. Ein steigendes Qualitatsbewusstsein der Bevölkerung, Ausdruck des gehobenen Lebensstandards und Folge der vielen (oft fiktiven) Versprechungen, welche die stürmische Entwicklung der Medizin indirekt abgeben.
4. Ein gesteigertes, kritisches Bewusstsein gegenuber den Einrichtungen und Vertretern der medizinischen Praxis, welches zumindest in Österreich noch uberwiegend wohlwollend ist, jedoch in manchen Publikationen der Gegenwart bis zur totalen Absage an die Systeme der gesundheitlichen Betreuung geht."

Die 'angepassten' und 'glaubigen' Patienten der letzten 5000 Jahre scheinen nicht mehr in der Mehrzahl zu sein. Mehr und mehr verbreitet sich der Typ des kritischen und selbst entscheiden wollenden Patienten. Daraus ergibt sich fur die Zukunft ein auf anderer Basis stehendes Arzt-Patient-Verhaltnis, das ebenso vertrauensvoll sein kann wie das der Vergangenheit. Gerade die ruckhaltslose Ehrlichkeit, eventuell auch das Eingestandnis der Unmöglichkeit einer Prognose, ist heute schon fur viele Patienten angenehmer als der Versuch des Beschönigens und Ausweichens. Z.B. gerade bei bosartigen Erkrankungen kann die Aufklarung von Patient und Familie starke heilungsfördernde Krafte frei machen. Erste Ergebnisse der Pilotinstallation einer psycho-sozialen Krebsnachsorge in der Heidelberger chirurgischen Universitatsklinik scheinen diese Aussage zu bestatigen.

Für die Mediziner ist diese neue Haltung des Patienten vorerst sicher schwieriger und zeitaufwendiger, sie verlangt eine größere Übersicht, tiefe Detailkenntnisse und die Belieferung mit neuer, relevanter Literatur. Auch dafür kann die medizinische Informatik sinnvoll eingesetzt werden.

2.3. Struktur der Medizinischen Informatik

Zwischen der Informatik und den Disziplinen, die sich die Methoden der Informatik für ihr Fach zu Nutze machen (z.B. Wirtschaftswissenschaften, Jura, Medizin), entwickelten sich anfänglich divergierende Ansichten uber den Gebrauch und die Implememtierung der sog. 'Bindestrich-Informatik'. Die 'reine' Informatik ist eine methodisch orientierte Wissenschaft, die Algorithmen für Problemlösungen zu entwickeln sucht. Die 'Bindestrich-Informatik', insbesondere die Medizin-Informatik, wendet gegebenenfalls diese Algorithmen an, versucht ebenfalls neue zu entwickeln, ist aber in erster Linie anwendungsorientiert, d.h. nicht das methodische Problem, sondern die Lösung einer Aufgabe steht im Vordergund. Auch eine vorerst nicht-algorithmische sondern pragmatische Lösung eines Problems erhält dabei durch den praktischen Einsatz ihre Berechtigung.

Der jahrelange Definitionsstreit ist inzwischen beigelegt. Die Gesellschaft für Informatik (GI) und die Deutsche Gesellschaft für Medizinische Dokumentation, Informatik und Statistik (GMDS) haben gemeinsam ein Zertifikat "Medizinischer Informatiker" geschaffen. Den Erwerbern des Zertifikats soll von einer Vergabekommission auf der Basis der in den Durchführungsrichtlinien (82) niedergelegten hohen Anforderungen bescheinigt werden, daß sie in der Lage sind, Führungspositionen im Bereich der Medizinischen Informatik zu übernehmen.

Wie lässt sich der "Bereich der medizinischen Informatik" ein- und abgrenzen? Generell lassen sich drei grosse gesellschaftspolitisch relevante Gebiete abstecken, in denen die medizinische Informatik ihre Aufgaben zu erfüllen hat:

- Krankenhauswesen
- Ärzteschaft
- sonstiges Gesundheitswesen

Der Begriff "sonstiges Gesundheitswesen" ist sehr umfassend und kann in folgende Untereinheiten eingeteilt werden:

öffentliches Gesundheitswesen
- internationale Organisationen
- Ministerien
- Bundesanstalten
- Gesundheitsämter
- Krankenkassen
- Sozialversicherungen
- Kurwesen
- Fürsorge (Schwangere, Tuberkulose, Blinde etc.)
- Vorsorge/Früherkennung

private Gesundheitsversorgung
- private Krankenkassen
- kommerzielle Unternehmen (z.B. Privatkliniken)

Forschung
- Basisforschung
- klinische Forschung
- Epidemiologie
- Krankheitsregister

Das Krankenhauswesen und die niedergelassenen Ärzte sollen weiter unten im einzelnen näher erläutert werden, ohne daß an dieser Stelle eine weitere Untergliederung durchgeführt werden soll.

2.4. Einsatzgebiete

Neben der Abgrenzung der Einsatzgebiete lassen sich drei unterschiedliche fachliche Bereiche der Medizinischen Informatik festlegen:

- Administration/Organisation
- Dokumentation/Informationsverarbeitung
- medizinisch-technische Informatik

Diese drei fachlichen Bereiche finden in den Einsatzgebieten unterschiedlich starke Anwendung, die unterschiedlichen Schwerpunkte (mit X, XX und XXX gekennzeichnet) sollen in der folgenden Matrix dargestellt werden.

fachliche Bereiche / Einsatzgebiete	Administration/ Organisation	Informationsverarbeitung/ Dokumentation	Medizinisch-technische Informatik
sonstiges Gesundheitswesen	X	XX	XX
Krankenhauswesen	XX	XXX	XX
Ärzteschaft	X	X	(X)

Die Inhalte dieser neun Felder mit ihren Gewichtungsangaben sollen im folgenden erläutert werden.

2.4.1. Gesundheitswesen - Administration/Organisation

Das Ziel des Einsatzes der medizinischen Informatik im Feld 'sonstiges Gesundheitswesen - Administration/ Organisation' ist die Verbesserung der Wirtschaftlichkeit. Erreichbar ist das z.B. durch die Vermeidung der Einstellung von mehr Personal bei wachsenden Aufgaben oder durch schnellere Abrechnung und damit Zinsgewinn.

In den oben aufgeführten Teilgebieten des sonstigen Gesundheitswesens - angefangen bei den internationalen Organisationen bis hin zu den Krankheitsregistern - sind dabei vielfältige Aufgaben zu erfüllen, deren Aufzählung sich erübrigt. Nur ein gutes aber wenig bekanntes Beispiel soll diesen Teilaspekt erklären:

Das Universitätsklinikum in Kiel hat zur Kieler Allgemeinen Ortskrankenkasse eine Terminalleitung installiert, über die automatisch beim Aufnahmevorgang des Patienten (im Dialog mit einem Rechner) die Anfrage auf Kostenübernahme geschickt wird, wenn der Patient Mitglied der AOK ist. Die Antwort erfolgt dann in kurzer Zeit vom Terminal der AOK wieder zurück in die Klinik. Mit diesem Verfahren werden Zeit und Arbeit eingespart. Das Verfahren in Kiel hat z.Z. noch keine rechtliche Basis, läuft aber seit einigen Jahren in Routine. Die Legislative bzw. die Exekutive haben es naturgemass immer schwer auf solche Einrichtungen und neue Entwicklungen ad hoc zu reagieren.

Das Beispiel in Kiel zeigt recht gut die weiteren integrativen Entwicklungsmoglichkeiten im Einsatz der Datenverarbeitung in diesem Bereich. Mit solchen relativ einfachen Ansatzen konnen auch ohne direkte Verknupfungen von zwei Datenbanken volks- und betriebswirtschaftliche Gewinne durch Kostensenkung erreicht werden.

2.4.2. Gesundheitswesen - Informationsverarbeitung/Dokumentation

Eine breite Einsatzmoglichkeit in den Teilgebieten des Gesundheitswesens ist im grossen Bereich der Informationsverarbeitung und Dokumentation gegeben. Zielparameter in diesem Feld ist neben der Steigerung der Wirtschaftlichkeit die moglichst optimale Befriedigung der Bedürfnisse und Forderungen des Einzelnen an die Institutionen des Gesundheitswesens (24).

Ein gutes und eindrucksvolles Beispiel dafur ist das System der Bundesversicherungsanstalt fur Angestellte (BfA) in Berlin zur Zuweisung von Versicherten in die Kuranstalten.

An die BfA werden jahrlich mehr als 300.000 Antrage auf einen Kuraufenthalt gestellt. Um den großtmoglichen Erfolg zu erzielen, mussen die medizinischen Bedurfnisse des Versicherten und die therapeutischen Moglichkeiten der Behandlungsstätte voll ubereinstimmen. Die Losung des Matching-Problems bei der Vielzahl von Behandlungsstatten mit sehr differentem Leistungsangebot und der grossen Anzahl von Antragstellern mit sehr grossem Spektrum der medizinischen Bedurfnisse ist eine typische Aufgabe fur ein DV-System. Die Zahl der in Ubereinstimmung zu bringenden Merkmale geht auch in der Praxis bis zu 50, wobei vom untersuchenden Arzt sogar noch Gewichte fur den Schweregrad des zutreffenden Merkmals 'Behandlungsbedurftigkeit' angegeben werden mussen. Auch das entsprechende Merkmalsprofil der Behandlungsstatten ist mit Gewichten fur die jeweilige Leistungsfahigkeit versehen. Eine automatische Zuweisung erfolgt nur bei Ubereinstimmung aller Merkmalsauspragungen einschliesslich der Gewichtungen des Schweregrades.

Ein Beispiel soll das verdeutlichen. Für einen Angestellten hat der untersuchende Gutachter die behandlungsbedürftigen Diagnosen oder Symptome

    überstandener Herzinfarkt (schwer)
    rheumatische Beschwerden (mittel)
    Leberschädigung (leicht)
    Neigung zu Depressionen (schwer)

festgestellt. Der Abgleich muss eine Behandlungsstätte ergeben, die sowohl die Rehabilitation für Herzinfarktpatienten unter Berücksichtigung der Besserung der rheumatischen Beschwerden als auch internistisch die Behandlung des leichten Leberschadens durchführen kann. Zusätzlich muss die Möglichkeit einer intensiven psychotherapeutischen Behandlung gegeben sein.

Nach Aussagen der Verantwortlichen für das System wird nur sehr selten keine volle Übereinstimmung gefunden. In diesem Fall wird ein Arzt der BfA die endgültige Auswahl treffen.

Werden mehr als eine passende Behandlungsstätte gefunden, sucht das System nach weiteren Parametern zur Entscheidungsfindung, in erster Linie wirtschaftlichen, wie z.B. Auslastung der Klinik, für die endgültige Zuweisung (105).

2.4.3. Gesundheitswesen - Med.-Technische Informatik

Der Einsatz der 'Med.-Technischen Informatik' im Gesundheitswesen ist begrenzt. Denkbare Ziele neben der Verbesserung der 'Werkzeuge' in der Forschung sind die Eröffnung von Möglichkeiten in der automatischen Überwachung der Umweltbelastung aller Art und die Verbesserung der Wirtschaftlichkeit bei Screening-Untersuchungen (z.B. automatische Auswertungen der Schirmbilder bei den gesetzlich vorgeschriebenen Röntgenreihenuntersuchungen). Als Beispiel aus der Forschung soll hier ein Projekt unseres Hauses (DKFZ - Deutsches Krebsforschungszentrum) herangezogen werden.

Für die Früherkennung von Tumoren scheint es wichtig zu sein, die Verteilung von Protein und DNA in Zellen einer Zellpopulation zu erkennen. Die Messung pro Zelle erfolgt mit Computereinsatz durch zwei Laserstrahlen unterschiedlicher Wellenlänge, wobei die Zellen in einer

Losung einzeln an der Mess-Stelle vorbeigefuhrt werden. Fur die Zellpopulation ergibt sich daraus eine dreidimensionale Haufigkeitsverteilung, wobei auf der x-Achse der Proteinanteil, auf der z-Achse der DNA-Anteil und auf der y-Achse die Haufigkeit der Zellen mit gleichen Anteilen aufgetragen sind. Je nach Form dieser dreidimensionalen Haufigkeitsverteilung wird der Forscher Schlüsse auf das Vorhandensein eines Tumors ziehen. Zur Darstellung der Verteilung und zur Manipulation des Bildes zur besseren Erkennung wird ein 3-D-Schirm benutzt (110).

Dieses Beispiel verdeutlicht im hohen Masse die Bandbreite der technischen Informatik von der Materialaufbereitung uber die Datenerfassung, Datenverarbeitung, Datenubertragung bis zur graphischen Darstellung.

Als ein weiteres Beispiel dieser Art soll das immer starker zur Anwendung kommende und auch immer größere Bedeutung erlangende 'Image Processing' (auf deutsch: Bildverarbeitung) angefuhrt werden. Die automatische Erkennung von z.B. unverdachtigen zytologischen Abstrichen im Rahmen der Fruherkennung des Unterleibskrebses der Frauen wurde den Einsatz einiger tausend Histologen erubrigen, die zwar nicht vorhanden sind, die aber benotigt wurden, wenn der berechtigte Personenkreis die jährlichen Vorsorgeuntersuchungen wahrnahme.

Zur Zeit sind solche Systeme noch nicht reif für die Routine, nicht zuletzt deswegen, weil die dafur benotigte Hardware, sowohl in der Große (Speicherplatz) als auch in der Schnelligkeit (Zugriffsgeschwindigkeit) noch nicht vorhanden oder zu teuer ist. Das letztgenannte Problem dürfte allerdings in nachster Zeit gelost werden. Die Entwicklung der Datenverarbeitung in den letzten 15 Jahren und die jüngsten Erfolge in den Labors der Computerindustrie lassen es als nicht utopisch erscheinen, daß die für die routinemassige Bildverarbeitung benotigten Rechner in wenigen Jahren auch mit vertretbaren Preisen zur Verfügung stehen werden. An der Entwicklung der dafur benotigten Software muss allerding noch intensiv gearbeitet werden.

2.4.4. Krankenhauswesen - Administration/Organisation

Jede Aktivität wird durch Informationen gesteuert und erzeugt ihrerseits wieder Informationen, die andere Aktivitaten steuern. Dieser Regelkreis zwischen Aktion und Information besteht auch im Krankenhaus. Ziel des Einsatzes von Methoden der medizinischen Informatik im Krankenhaus im Bereich der Administration/Organisation ist die Steuerung dieses Regelkreises ohne Reibungsverluste.

Wesentliche Aktionen im Krankenhaus sind Steuerungsvorgange von Stromen durch Informations-verarbeitung. Diese Ströme sind:

- Informationsstrom
- Patientenstrom
- Personalstrom
- Güterstrom
- Besucherstrom

Hinzu kommt noch der imaginare Finanzstrom, der in der Zukunft durch die Einfuhrung der kaufmannischen Buchführung und der Kostenrechnung größere Bedeutung erlangen wird.

Die Besonderheit des Krankenhauses kommt schon dadurch zum Ausdruck, dass es hier drei verschiedene Personengruppen gibt, die vollig verschiedene Grunde ihrer Anwesenheit im Krankenhaus haben und deren Steuerung dementsprechend auch völlig unterschiedlich zu erfolgen hat.

Die raumliche und zeitliche Steuerung der Guterstrome ist in alten Kliniken historisch gewachsen und lauft mit konventionellen Hilfsmitteln einigermassen reibungslos. In neuen Klinika (z.B. F.U. Berlin, Gottingen, M.H. Hannover, Augsburg oder Aachen) sind komplizierte Transportsysteme mit DV-Steuerung installiert, die die 'Kinderkrankheiten' z.T. heute noch nicht uberwunden haben.

Personalströme werden bisher nur konventionell gesteuert; es gibt z.B. einen Dienstplan, der raumlich und zeitlich die Anwesenheit des Personals oder die Rufbereitschaft festlegt. Durch den Einsatz geeigneter Planungsprogramme kann sicherlich die Organisation gerade fur die Beteiligten wesentlich verbessert werden, insbesondere konnen Verfahrensplane fur nicht einplanbare, quasi: Katastrophenfälle durch vielfach abgestufte Erreichsbarkeitspflicht leichter und besser erstellt werden. Das gilt nicht nur fur das arztliche und das andere medizinische Personal, sondern auch fur das technische Personal, dessen Erreichbarkeit ebenfalls lebenswichtig fur den Patienten sein kann.

Die raumliche und zeitliche Steuerung von Patientenstromen ist ein bisher sehr vernachlassigter Zweig der Organisation im Krankenhaus und in allen anderen Einrichtungen des Gesundheitswesens. Ein computerisiertes Zeitplansystem fur Patienten und Leistungsstellen kann sowohl für Patienten als auch fur das Personal wesentliche Erleichterungen bringen, und auch durch niedrigeren Aufwand wahrscheinlich Kosten sparen.

Besucherstrome lassen sich nicht einfach steuern; ein Auskunftssystem nach Name und Lokalisation beim Pförtner und entsprechende Farbgebung von Wanden und/oder Bodenbelägen kann gerade in den neuen Mammutkliniken Abhilfe schaffen. Eine taglich neue alphabetische 'Pförtnerliste' ist eine unabdingbare Minimalforderung. Wenn ein Pförtner, um einen Namen zu finden, ein nach dem Numerus-currens-Prinzip angelegtes Pförtnerbuch durchsuchen muss (wobei er vom Besucher zu wissen verlangt, wann der Patient aufgenommen worden ist), so ist das nicht nur eine in der Häufigkeit des Vorgangs bedingte Unzumutbarkeit sondern auch eine vom wirtschaftlichen Standpunkt aus zu verwerfende Methode. Die Lösung dieser Steuerungsprobleme ist eine hoch einzuschätzende Aufgabe für die medizinische Informatik.

Zur Administration und Organisation sind im Krankenhaus über die allgemeinen Steuerungsfunktionen hinaus noch folgende Moduln zu rechnen, die mehr oder weniger stark von der medizinischen Informatik tangiert werden:

- Rechnungswesen
- Abrechnung
- Beschaffung
- technische Dienste
- Lagerhaltung
- Bettenverwaltung
- Patientenaufnahme.

Die Moduln sind etwa nach der Starke ihres Bezuges zur medizinischen Informatik geordnet. Das Rechnungswesen, die Abrechnung und die Beschaffung sind nicht eigentlich medizin-spezifisch, gehören aber als wesentlicher Bestandteil in ein Krankenhaus und werden gegebenenfalls durch die medizinische Informatik beeinflusst. Die technischen Dienste (z.B. Kuche, Wascherei, Sterilisation, Wartung technischer Gerate und vieles andere mehr) sowie die Lagerhaltung und Bettenverwaltung sind zwar von der Sache her mit der Medizin enger verknupft, sind jedoch keine typischen medizin-informatischen Moduln, da sie auch in gleicher Form in anderen Betrieben zum Einsatz kommen können.

Die Patientenaufnahme dagegen ist ein typischer Modul in einem Krankenhaus-Informationssystem. Die Patientenaufnahme ist einer der Moduln, in denen auch heute schon weit verbreitet die modernen Methoden der Informationsverarbeitung eingesetzt werden. Der Patientenaufnahmemodul hat neben der Eroffnung des Krankenblatts, der Erfassung der Personaldaten, der administrativen Daten und einiger medizinischer Daten (Einweisungsdiagnose, Gefahrdungsgroßen) die wesentliche Aufgabe, die Identifikationsmerkmale des Patienten festzulegen. Eines der grossen praktischen Probleme im Krankenhaus ist die Zuordnung der Daten aus vielen Leistungsstellen zur richtigen Person. Die Identifikation des Patienten muss einerseits eindeutig - zumindest fur die Patientenpopulation des Krankenhauses - und andererseits leicht zu handhaben sein.

Diese beiden Forderungen stehen haufig im Widerspruch zueinander, und man muss einen praktischen Kompromiss schliessen. Der Kompromiss sieht im Normalfall eine Identifikation aus Bestandteilen des Geburtsdatums und des Namens vor, hinzu kommt noch die Kennzeichnung des Geschlechts und eventuell eine Nummer der Geburtsrangfolge für Mehrlinge (die erfahrungsgemass allen Mehrlingen bekannt ist). Mit einer Folgenummer fur gleiche I-Zahlen verschiedener Patienten und einer Prufziffer erreicht man so eine Zeichenfolge, die zwischen 12 und 14 Stellen lang ist. In der Praxis wird daruber hinaus zum Record Linkage innerhalb des Krankenhauses auch haufig die Aufnahme-Nummer (auch Krankenblatt-Nummer) oder eine patientenbezogene laufende Nummer (z.B. Gottingen) (37) herangezogen.

Ein Aufnahmedialog uber Terminal hat den Vorteil der Möglichkeit der sofortigen Fehlerprufung, gegebenenfalls des sofortigen Ruckgriffs auf schon vorhandene Daten bei einer Wiederholungsaufnahme, und der sofortigen Korrektur. Dabei ist einigermassen sichergestellt, daß wenigstens die Identifikation richtig ist.

2.4.5. Krankenhauswesen – Informationsverarbeitung/Dokumentation

Ein Hauptziel und schon jetzt ein Schwerpunkt der medizinischen Informatik ist die Dokumentation und Informationsverarbeitung im Krankenhaus. Unter Informationsverarbeitung und Dokumentation ist hier eine Reihe von Funktions-Moduln zu verstehen, die zwar auch in jedem anderen Einsatzgebiet benötigt werden, die aber in der Medizin und insbesondere im Krankenhaus ihre spezielle Problematik haben:

- Datenerfassung
- Fehlerprüfung
- Korrektur
- Datenhaltung
- Datenmanipulation
- Retrieval
- Darstellung von Daten oder Ergebnissen
- Datenschutz/Datensicherung

Diese Funktions-Moduln sind in allen fachlichen Moduln in einem Krankenhaus wiederzufinden (26). Eine Aufzahlung dieser fachlichen Moduln soll die Komplexitat eines Informationssystems im Krankenhaus zeigen:

- Krankenblattführung
- - Anamnese
- - Epikrise/Arztbriefschreibung
- Befundung bei der klinischen Untersuchung und in anderen Leistungsstellen (z.B. Röntgenbefundung, Histologische Befundung, Lungenfunktionsprüfung)
- Diagnostik
  z.B. EKG, EEG, PKG, Szintigraphie
- Therapie
  z.B. Medikation, Operationsplanung, Diatetik, Bestrahlungsplanung
- Therapieüberwachung
  z.B. Überwachung von Gerinnungsfaktoren, Überwachung des Mineralhaushalts,
- Apothekenführung
- Blutbankführung
- Labordatenverarbeitung
- Krankheitsregister
- Nachsorge

Diese Aufzahlung lässt sich zwanglos erweitern und weiter unterteilen.

Der Grad des Einsatzes der modernen Methoden der Informationsverarbeitung in den aufgeführten Moduln ist noch sehr unterschiedlich. Während z.B. Datenverarbeitungssysteme in den Laboratorien und Apothekenführungssysteme heute schon praktisch als 'Knopfdrucksysteme' auf dem Markt gekauft werden konnen - ob sie ausreichend gut anwendbar und vollständig sind, soll hier nicht untersucht werden - gibt es z.B. in der Anamneseerhebung oder in der Therapieüberwachung erst Ansätze und Versuchssysteme. Auch in der Befundungsunterstützung gibt es bisher nur Forschungssysteme, die sich in den meisten Fällen als nicht praktikabel herausgestellt haben.

Der Einsatz automatisierter Systeme in der Labordatenverarbeitung und in der Apothekenführung ist nicht verwunderlich, da gerade in diesen beiden Anwendungsbereichen durch den Einsatz von Computern eine echte Kostenreduzierung nachweisbar ist. Erfahrungswerte (z.B. Krankenhaus Stade) besagen, daß im ersten Jahr nach der Einführung eines rechnergestützten Apothekenführungssystems eine Kostensenkung um mindestens 15 v.H. festzustellen ist. Für eine Apotheke mit einem Umsatz von 5 Mio DM (sicher keine sehr grosse Krankenhausapotheke) bedeutet das eine Einsparung von 750.000,- DM. Dieser Betrag ist mindestens dreimal so hoch wie der Preis des für ein Apothekensystem benotigten Rechners.

Die Kostensenkung hat dabei mehrere Ursachen. Ein Hauptanteil entfällt auf die damit verbundene Reduzierung der in der Apotheke gehaltenen Spezialitäten (z.T. um 50 v.H.). Dadurch werden Lagerhaltungskosten und Kapitalbindung drastisch verringert. Darüber hinaus werden durch Bestellungen nach optimalen Losgrößen weitere Einsparungen ermöglicht.

Eine weitere Kostensenkung ist durch die automatische Überwachung der Verfallszeiten zu erreichen. Wenn darüber hinaus die Verbindung zum Medikationsmodul hergestellt wird, können über die Prüfung von Kontraindikationen (76) bei weniger bekannten Medikamenten - sowohl im Hinblick auf die Diagnose und Nebendiagnose als auch im Hinblick auf andere Medikamente - weitere sekundäre Kosten für die zusätzliche Behandlung bzw. Vermeidung verlängerter

Liegezeiten eingespart werden. Natürlich ist dieser Teil der Kostenreduzierung nicht so einfach rechnerisch nachweisbar. Der Haupteffekt hierbei ist in der Vermeidung von unnötiger Belastung der Patienten zu sehen.

Die Bereitstellung detailliert aufgeschlüsselter Verbrauchslisten von Medikamenten auf die verantwortlichen Ärzte kann darüber hinaus durch die guten Vergleichsmöglichkeiten ebenfalls zur Kostenreduzierung führen, ohne daß damit eine weniger gute Therapie induziert sein muss. So konnten im Universitätsklinikum Göttingen mit diesem Verfahren die Medikationskosten pro Pflegetag im Jahre 1977 innerhalb von sechs Monaten von 46,83 DM auf 26,37 DM gesenkt werden (37).

Die Gewinnung größerer Sicherheit spielt neben der Kostenreduzierung auch im Einsatz von automatisierten Laborsystemen mit Rechnerunterstützung die größte Rolle. Dass der Rechnereinsatz in Laborsystemen auch Kosteneinsparungen ergibt, ist schon durch die Tatsache zu untermauern, daß sich mehr und mehr niedergelassene Laborärzte dieses Werkzeugs bedienen; sie täten es sonst sicher nicht in der zu beobachtenden Häufigkeit.

Automatisierte Anamnesesysteme sind noch nicht verbreitet. In der Deutschen Klinik für Diagnostik in Wiesbaden wird seit Jahren ein Anamnese-Erhebungsbogen in Form von Markierungsleserbelegen verwendet, der dem Patienten zugeschickt wird und den er durch Anstreichen ausfüllt. Der Fragebogen enthält mehrere hundert Fragen; er wird automatisch gelesen und aus den Antworten eine für den Arzt gut lesbare Anamnese geschrieben. Dieser braucht dann nur noch spezielle, für den Einzelfall relevante, tiefergehende Fragen zu stellen.

In den USA gibt es einige Systeme bei denen der Patient selbst einen direkten Dialog mit dem Rechner führt. Das m.E. am weitesten entwickelte System läuft im Latter Days Saints Hospital in Salt Lake City. Der Patient hat bei diesem System fünf grosse Antwortknöpfe, die im Normalfall die Antwortmöglichkeiten - ja, nein, ich weiss nicht, ich kann mich nicht einordnen, ich will nicht antworten - beinhalten. Dieses System läuft seit Jahren in Routine; der Patient wird direkt nach der Aufnahme in eine kleine Kabine zur Anamnese gesetzt. Die Patienten benötigen im Durchschnitt etwa 40-60 Minuten, sie akzeptieren das System ausnahmslos.

Ein gerade für das deutsche Gesundheitssystem mit der Trennung zwischen Krankenhaus und niedergelassenen Ärzten wichtiger Modul ist die Arztbriefschreibung im Krankenhaus. Der Arztbrief, der für die Krankengeschichte zumeist auch die Epikrise ist, stellt fast das einzige Kommunikationsmittel zwischen den behandelnden Ärzten im Krankenhaus und dem Arzt in der Praxis dar. Um eine effektive Wirkung zu haben, musste der Brief wenige Tagen nach der Entlassung beim Hausarzt sein. Es ist bekannt, daß häufig Wochen, wenn nicht Monate vergehen, bis (mehr oder weniger ausführlich) der Arztbrief geschrieben wird. Nach Wochen oder Monaten hat der Arzt im Krankenhaus mit Sicherheit nicht mehr viel eigene Erinnerung an einen Fall und stützt sich nur auf die Angaben in der Krankengeschichte, die in vielen Fällen nicht strukturiert ist und vielleicht wichtige Angaben so versteckt enthält, daß sie der Arzt nicht oder nur nach langerem Suchen findet.

In einem integrierten Krankenhaus-Informationssystem stehen alle für den Arztbrief benötigten Daten bei Entlassung der Patienten im Rechner zur Verfügung. Aus diesen Daten kann dann ohne Zeitverzögerung der Arztbrief automatisch generiert werden.

2.4.6. Krankenhauswesen - Med.-Technische Informatik

Die Hauptziele des Einsatzes der Methoden der 'Technischen Informatik' im Krankenhaus sind:

- Erhebung gesicherter und standardisierter Daten
- schnelle und standardisierte Auswertung von Daten für Diagnostik und Therapieüberwachung

Zwei Moduln der Med.-Technischen Informatik sind im Krankenhaus z.Z. schon weit verbreitet: Intensivüberwachung und Labordatenverarbeitung, wobei der letztgenannte Modul schon im vorigen Abschnitt hinsichtlich der Informationsverarbeitung erwähnt wurde. In der Labordatenverarbeitung gibt es aber einige Probleme, die in diesem Abschnitt behandelt werden müssen. Während sich der vorige Abschnitt mit den Problemen beschäftigte, die in einem Rechnersystem, zwischen zwei Rechnern und vor allem zwischen Mensch und Maschine entstehen, gehören in diesen Abschnitt die Probleme, die in der Datenerfassung (Messdatenerfassung) - z.B. auch Probleme der Sensoren -, in der Digitalisierung von

Analogdaten und in der Verarbeitung der gewonnenen Daten liegen. Insofern gehoren unter diese Überschrift auch viele Probleme der Erfassung und Verarbeitung z.B. von FKG-, EEG-, PKG-, EMG- und Szintigraphiedaten (Biosignalverarbeitung) (1).

Eine Anwendung, in die fast alle erwahnten Aufgaben eingehen, ist die Intensivuberwachung von Frischoperierten oder von Schockpatienten bzw. Schwerstkranken. In der Intensivuberwachung mussen in kurzen Abständen viele Parameter der Biosignale. überpruft werden, rechnerische Relationen zwischen zwei oder mehr Parametern hergestellt werden und gegebenenfalls Reaktionen erfolgen. Die Anzahl der Parameter und die notwendigen kurzen zeitlichen Abstände der Messungen machen eine manuelle Erfassung, Berechnung und Prufung auf Grenzuber- oder -unterschreitung unmoglich. Im Gegensatz zu den oben genannten Informationssystemen treten hierbei praktisch keine Speicherungs- oder Datenbankprobleme auf; die Probleme liegen hier einerseits im physiologischen Bereich (sowohl in der sensorischen Erfassung als auch in der adaquaten Bearbeitung durch Programme) und andererseits im Bereich der Technik (z.B. Ausschalten von Rauschen, Verstärkung von Signalen, Entwicklung adäquater Schaltelemente) und in der zu fordernden hohen Betriebssicherheit.

In der med.-technischen Informatik finden in jüngster Zeit die Mikroprozessoren mehr und mehr Anwendung. Mikroprozessoren machen die Verwendung von Hybridrechnern (Zusammenschaltung von Analog- und Digitalrechnern), die vor einigen Jahren noch eine grosse Zukunft für diese Art Anwendung zu haben schienen, praktisch uberflussig. Eines der zukunftstrachtigsten Einsatzgebiete für Mikroprozessoren im medizinischen Bereich durfte die Prothetik sein. Erfolgsversprechende Arbeiten - z.B. Sehhilfen für Blinde, Gliedmassenprothesen, Kehlkopfersatz, Hilfe für Querschnittsgelahmte - sind schon zu verzeichnen.

Die Ergebnisse der EKG-Signalverarbeitung sind heute schon so gut, daß diese Systeme grosse Verbreitung gefunden haben. An der Lösung der Probleme der EEG-Diagnostik wird weltweit intensiv gearbeitet. Erste Erfolge sind zu verzeichnen.

2.4.7. Ärzteschaft – Administration/Organisation

Für die niedergelassenen Ärzte ist der Einsatz der modernen Methoden der Informatik in erster Linie für die Abrechnung und eventuell für die Organisation (Zeitplansystem) denkbar. Pilotprojekte sind in den USA, in Kanada und in der Bundesrepublik schon seit mindestens 10 Jahren durchgeführt worden. In Zuge des weiteren Preisrückgangs der Hardware, des immer kleiner werdenden Raumbedarfs und der immer einfacher werdenden Handhabung ist hier in näherer Zukunft mit einem Durchbruch zu rechnen.

2.4.8. Ärzteschaft – Informationsverarbeitung/Dokumentation

Erfahrungen aus den USA haben gezeigt, dass niedergelassene Ärzte nicht an den neben den Abrechnungsfunktionen angebotenen Dokumentationsfunktionen interessiert waren. Die Grunde mogen in der relativ geringen, noch zu überblickenden Personenzahl und der ebenfalls relativ geringen Datenmenge pro Patient liegen (relativ zu den Zahlen im Krankenhaus). Auch wenn sich ein technologischer Verbund zwischen niedergelassenen Ärzten und Krankenhäusern vielleicht als medizinisch sinnvoll und wirtschaftlich vertretbar erweisen sollte, ist aus gesellschaftspolitischen Gründen ein solcher Verbund in größerem Umfang wohl kaum zu erwarten (97).

2.4.9. Ärzteschaft – Med.-Technische Informatik

Der Einsatz von Methoden der med.-technischen Informatik bei niedergelassenen Ärzten durfte sich in naherer Zukunft auf wenige Ausnahmen beschränken. Neben der schon erwähnten Labordatenverarbeitung werden vielleicht in grossen Röntgenpraxen kleine Befundungssysteme eingesetzt.

Bis eine automatisierte Zytologiediagnostik praxisreif sein wird, dürfte noch einige Zeit vergehen. Ein Einsatz, der in den USA schon weite Verbreitung gefunden hat, ist die automatische EKG-Auswertung in speziellen Zentren, wobei die EKG-Daten uber Telefon oder Funk in diese Zentren übertragen werden. Die Ergebnisse werden auf gleichem Wege zurückgegeben und auf einem kleinen Drucker ausgegeben.

2.5. Zukunftsaussichten

Bisher ist in der medizinischen Informatik grundsätzlich versucht worden, bestehende Methoden zur Unterstützung der Mediziner durch Methoden der medizinischen Informatik zu ersetzen. In der Zukunft werden neue medizinische Verfahren nur noch durch die Zusammenarbeit von Medizinern, Naturwissenschaftlern, Ingenieuren und medizinischen Informatikern entwickelt werden. Das beste Beispiel aus jüngster Vergangenheit ist der Computer-Tomograph. Hier bilden Röntgengerät und Computer eine Einheit. Ohne Computer ist dieser Tomograph nicht denkbar.

In der med.-technischen Informatik sind starke Impulse durch den Einsatz von Mikroprozessoren zu erwarten. EKG-Analyse, Prothetik, stereotaktische Operationen, Herzschrittmacher, Dialysesteuerung und Labordatenverarbeitung seien hierfür beispielhaft genannt.

Für die Informationsverarbeitung zur Bewältigung der Probleme der Dokumentation, Organisation und Kommunikation im Gesundheitswesen im allgemeinen und im Krankenhaus im besonderen müssen neue Modelle auf der Basis von semantischen Analysatoren für die Klartext- oder Spracheingabe entwickelt werden. Eine Basis dafür sind Thesauri und Klassifikationsschlüssel in der Medizin - z.B. SNOP, ICD, KDS, SNOMED - und Nomenklaturen wie das CIOMS-Projekt (Council for International Organizations of Medical Sciences), die bereits erstellt oder zumindest in Arbeit sind.

Die durch die Erstellung solcher Nomenklaturen und Klassifikationen geförderte Durchdringung der Medizin im Hinblick auf naturwissenschaftliche Systeme wird sich schnell weiter entwickeln und zu geänderten oder völlig neuen Diagnosemodellen führen.

Da der Mensch in erster Linie ein visuelles Lebewesen ist (er empfängt seine Informationen zu mehr als 80 v.H. über die Augen), wird die bildliche oder graphische Präsentation von Ergebnissen oder Daten zur Darstellung komplexer Zusammenhänge immer wichtiger werden.

Gerechterweise muss man dabei allerdings hinzufügen, daß die technischen Möglichkeiten der Erfassung, der

Verarbeitung und vor allem der Wiedergabe von graphischen Daten und Bildern erst in den letzten Jahren zur heutigen Reife entwickelt wurden und auch jetzt erst in Preisklassen verfügbar werden, die sowohl für die Forschung als auch für Routineanwendungen im medizinischen Bereich akzeptabel sind. Dieser Preistrend nach unten wird mit Sicherheit noch einige Jahre anhalten, zumindest wird man für den heutigen Preis in Zukunft noch mehr Leistung erhalten können.

Die graphische Datenverarbeitung und -präsentation (hierunter ist die einfache Strichgraphik oder Vektorgraphik zu verstehen) hat ihren Siegeszug in den Routineanwendungen bereits begonnen. Plotter und Bildschirme für die Ausgabe derartiger Graphiken gehören heute praktisch zur Standardausrüstung jedes Rechners und sind auch die attraktivsten Einheiten in diesen Rechner-Konfigurationen.

Die Bildverarbeitung (Raster- oder Flächengraphik) kommt erst in der letzten Zeit infolge sinkender Preise und besserer Verarbeitungsprogramme ihrer Bedeutung in der Medizin entsprechend zum Zuge. (Im Training für Piloten sind z.B. derartige Systeme seit über 10 Jahren im Routine-Einsatz.)

Ein zur Zeit stark bearbeitetes Teilgebiet ist die Systemforschung im Gesundheitswesen. Hier wird versucht Zusammenhänge zwischen Medizin (mit den Unterdisziplinen Arbeitsmedizin und Sozialmedizin), Soziologie, Epidemiologie, Arbeitsphysiologie und Rehabilitation aufzudecken und im Modell darzustellen, um daraus wieder entsprechende Programme z.B. für die Wiedereingliederung Behinderter oder für die Krebsnachsorge zu entwickeln.

Natürlich werden auch auf dem administrativen Sektor der Gesundheitsverwaltung, insbesondere im Krankenhaus, neue Methoden auch aus der Informatik eingesetzt. Die Methoden sind zum größten Teil schon entwickelt und müssen nur noch implementiert und integriert werden.

Insgesamt ist wohl mit einiger Zuversicht und Berechtigung festzustellen, daß die medizinische Informatik noch über längere Zeit gesehen einer starken Entwicklung unterliegen wird (67,99).

3. Krankenhauswesen

Der Grad des Ausbaus des Gesundheitswesens eines Gemeinwesens ist ein Spiegel der ethischen, kulturellen und soziologischen Entwicklungsstufe seiner Bewohner, zumindest nach den Moralbegriffen unserer heutigen Gesellschaft. Zum Gesundheitswesen gehören die beiden grossen Bereiche der prophylaktischen und kurativen Medizin, wobei zur Zeit noch der weit überwiegende Teil der Kosten auf die kurative Medizin entfällt. Es steht aber ausser Frage, daß sich die Akzente in Zukunft mehr zur prophylaktischen Medizin hin verschieben werden. Ein Beweis der Notwendigkeit dafür ist die Verschiebung der Relation von den Akutkranken zu den chronisch Kranken. Die einzige erfolgversprechende Abwehr gegen die typischen chronischen Krankheiten ist bis jetzt nur in der Prophylaxe zu sehen (103).

Krankenbehandlung und -pflege kann in Polikliniken oder in Krankenhäusern, d.h. ambulant oder stationär, durchgeführt werden. Die Form der Behandlung bzw. Pflege wird von verschiedenen Faktoren, z.B. der Schwere der Erkrankung oder der Ansteckungsgefahr, abhängen.

3.1. Funktion des Krankenhauses

Die Form der Krankenpflege im Hospital unterlag im Laufe der Zeiten starken Wandlungen. Im alten Ägypten hat es Krankenhäuser im heutigen Sinn wahrscheinlich nicht gegeben, dagegen Einrichtungen, die als eine Art von 'Poliklinik' bezeichnet werden könnten. Frühe Institutionen der stationären Krankenpflege sind aus Indien übermittelt, z.B. aus dem dritten Jahrhundert v.Chr. ein Edikt des Königs Asoko zur Errichtung von Hospitälern.

In Griechenland wurde die Gesundheit als eines der höchsten irdischen Güter eingeschätzt. Obwohl die Medizinerschulen in Kos und Knidos die Grundlagen der heutigen abendländischen Medizin bilden, gab es im alten Griechenland keine Krankenanstalten im heutigen Sinne, sondern lediglich den Heilschlaf im Tempel in hotelartigen Kurhäusern z.B. in Epidaurus und Kos (109).

Das epidemische Auftreten der Lepra im 12. Jahrhundert führte in West- und Mitteleuropa zur Einrichtung von speziellen Lepra-Häusern, den sogenannten Leprosorien, vor den Toren der Städte. Im 13. Jahrhundert sollen davon in Europa etwa 19.000 bestanden haben. Nach der Eindämmung der Lepra wurden viele dieser Häuser zunächst zu allgemeinen Siechenhäusern, ehe sich im Laufe der folgenden Jahrhunderte der Typ unseres heutigen Krankenhauses entwickelte.

In neuester Zeit werden Vorschläge (z.B. von der Prognos A.G. in Basel (15)) für eine ökonomisch sinnvolle Dreiteilung der Krankenbehandlung gemacht, wobei unterschieden wird:

1. Stationäre Behandlung bzw. Intensivpflege im Krankenhaus, in dem ca 200.000,- DM Investitionen pro Pflegeplatz erforderlich sind,

2. Weiterbehandlung in einer hotelähnlichen Institution (Investition ca 60.000,- DM pro Pflegeplatz) und

3. Nachsorge in der Krankenhaus-Ambulanz.

Die Krankenpflege in diesen drei Bereichen erfordert einen sowohl personell als auch sachlich völlig unterschiedlichen Aufwand an Mitteln. Eine derartige Konstruktion erfordert nicht nur einen Informationsfluss innerhalb der Stufen, sondern auch in starkem Masse zwischen den Stufen.

Ein Krankenhaus ohne Informationen, Informationsweitergabe und Informationsverarbeitung gibt es nicht und kann es nicht geben. Ein Arzt wird es ohne die Verarbeitung der ihm von anderen Stellen zur Verfügung gestellten Informationen schwer haben, immer eine ausreichend exakte Diagnose zu stellen oder den Therapieverlauf zu kontrollieren. Die Güte der Informationsverarbeitung und Informationsverbreitung steht und fällt mit der Organisation, die im Krankenhaus mehr oder weniger gut strukturiert vorhanden ist. Wenn nur ein Bruchteil der Mühen und Gelder, die in den letzten Jahren oder Jahrzehnten für Bauten und apparative Ausstattung verwendet wurden, auch für die Organisation, die Strukturierung, die Erhebung, die Weitergabe und die Verarbeitung von Informationen verwendet worden wäre, könnte heute unser Gesundheitswesen und insbesondere unser Krankenhaussystem besser und billiger funktionieren.

Aufgrund der ständig steigenden Zahl von Daten pro Patient und Tag wird die Situation des 'Information Processing' zur Zeit an Krankenhäusern eher schlechter als besser. Ansätze, die Informationsflut, die im Krankenhaus tagtäglich erzeugt und weitergegeben wird, in den Griff zu bekommen, werden an vielen Orten gemacht. Gewisse Erfolge sind zu verzeichnen, obwohl es bisher nirgends gelungen ist, die anstehenden Probleme voll und ganz zu lösen. Gründe für die geringen Erfolge liegen zumeist im psychologisch-emotionellen Bereich. Hilfsmittel und Werkzeuge zur Lösung dieser Probleme sind auf anderen Ebenen, z.B. in der Industrie, im Handel und in der Verwaltung, längst entwickelt worden und werden auch in diesen Bereichen zur Zufriedenheit angewendet.

Die in der Betriebswirtschaftslehre entwickelten Methoden können nicht unbesehen für Krankenhäuser übernommen werden, da das Krankenhaus in seiner Doppelfunktion als betriebswirtschaftliche Einheit und als soziale Anstalt doch unter zum Teil anderen Aspekten gesehen werden muss als ein produzierender oder handelnder Betrieb. Allerdings ist dieser Unterschied auch wieder nicht so gross, daß nicht organisatorische Parallelen gezogen werden können.

Hier jedoch liegt gerade die Problematik: wie, in welcher Form und wo müssen bestehende 'Methoden' und 'Werkzeuge' geändert werden, um sie in Krankenhäusern adäquat einsetzen zu können? Leider fehlt es noch an einem generellen theoretischen Konzept bzw. einer gesamten Zielstrukturierung der Aufgaben und der Möglichkeiten zur Lösung dieser Aufgaben im Krankenhaus. Solange sich die Betriebswirte von der theoretischen Seite noch nicht ausreichend mit diesen Problemen auseinandergesetzt und allgemeine Organisations- und Strukturformen im Krankenhaus entwickelt haben, solange werden auch die Ansätze zur besseren Informationsverarbeitung und -verbreitung nur Teillösungen bleiben.

Sicher wird eine Fachdisziplin nicht allein eine generelle Lösung schaffen können, sondern es wird auch hier wie in anderen Wissenschaftszweigen so sein, daß nur die interdisziplinäre Zusammenarbeit zum Erfolg führt. Nur die Teamarbeit von Betriebswirten, Medizinern und Technikern kann zur Lösung der anstehenden Fragen führen. Die verstärkte Ausbildung von Medizin-Informatikern ist sicher ein wertvolles Mittel, kann jedoch allein diese Aufgaben nicht lösen. Das wachsende Verständnis zwischen Mediziner, Techniker und Betriebswirt für die jeweiligen Probleme des anderen muss hinzukommen.

3.2. Informationswesen im Krankenhaus

> "The whole of the developments and operations of analysis are now capable of being executed by machinery" (Ch.Babbage).

Diese vor fast 150 Jahren geschriebenen Worte werden leider erst heute langsam Wirklichkeit. Ob Babbage (7), der damals (1847) sagte, er habe keine Angst, seine Reputation vor denen zu verlieren, die 50 Jahre nach ihm kommen, mit seinen Worten das Krankenhaus-Informationssystem gemeint hat, darf bezweifelt werden. Allerdings hat Babbage seinen Nachfahren mehr zugetraut als sie verwirklicht haben. Wir haben mehr als doppelt so lange benötigt, als er geglaubt hatte.

Ein Krankenhaus-Informationssystem wird heute im allgemeinen als ein Informationssystem auf der Basis einer elektronischen Datenverarbeitungsanlage verstanden. Informationssysteme können jedoch auch aus Formularen mit deklariertem Verteiler und einem Botennetz, Telefon und hierarchisch bestimmten Weitergabeverpflichtungen bestehen.

Das einfachste und schon seit vorgeschichtlichen Zeiten angewandte und benutzte Hilfsmittel zur Informationsvermittlung ist das gesprochene Wort. Als Informationsspeicher für die Worte dienten und dienen hierbei die Gehirne der Menschen. Diese Mittel werden auch weiterhin im Krankenhaus angewendet und dürfen in ihrer Wichtigkeit nicht unterschätzt werden. Aber selbst bei einem niedergelassenen Arzt in einer überschaubaren Praxis werden das gesprochene Wort und der Speicher des Gehirns nicht mehr ausreichen. Schon der niedergelassene Arzt mit einer relativ kleinen Praxis wird nicht umhin können, Dinge, die er mit dem Patienten besprochen hat, die er erhoben hat, aufzuschreiben, um sie abrufbereit vorrätig zu haben. Damit wäre auch das zweite Hilfsmittel schon in die Debatte gebracht: das geschriebene Wort. Allein mit diesen Hilfsmitteln - gesprochenes und geschriebenes Wort - haben unsere Krankenhäuser viele Jahrhunderte ihren Bedarf an Informationsspeicherung, Informationsverarbeitung und Informationsweitergabe gedeckt.

Mit steigender Spezialisierung der Aufgaben für die in den Krankenhäusern beschäftigten Personen und mit steigendem Datenanfall reichten diese beiden Werkzeuge nicht mehr aus. Der nächste Schritt war organisatorischer Art. Durch Anfertigung von Kopien, geschriebenen Datenanforderungen oder Ergebnissen und einem spezifizierten Verteilerschlüssel konnten Engpässe beseitigt werden. Durch den Einsatz weiterer technischer Hilfsmittel, wie Rohrpost, Telefon, Fernsehen, Einsatz von Adressiermaschinen und ähnlichem, konnte eine weitere Verbesserung der Informationsverbreitung und -verarbeitung durchgeführt werden. Als auch mit diesen Methoden die Grenzen der Übersichtlichkeit und der Effektivität erreicht wurden, kam dann als folgerichtige Entwicklung das typische Mittel der modernen Informationsverarbeitung, der Computer, auch im Krankenhaus zum Einsatz.

Es ist sicherlich ein verzeihlicher Irrglaube aus den Anfangszeiten, daß ein Computer nur in ein Krankenhaus gestellt zu werden braucht, um die Probleme der Informationsverarbeitung zu lösen. Der Rechner allein kann nichts. Es ist ebenso ein Irrglaube, daß die Anwendung der modernen Software-Technik allein die Lösung der Probleme bringen kann. Der Einsatz von Rechnersystemen zur Informationsverarbeitung im Krankenhaus bedarf eines generellen Zielsystems und einer eingehenden Analyse bestehender Informations- und Organisationsstrukturen. Diese Analyse ist äusserst schwierig, weil die historisch gewachsenen Strukturen nicht immer nur offizielle Wege enthalten. Oft funktionieren die inoffiziellen Informationswege viel besser und werden stillschweigend genutzt, ohne daß es den Verantwortlichen völlig klar wird. Es wäre auch sicher nicht gut, wenn durch Einführung von automatisierten Informationsverarbeitungsprozessen diese oft wichtigen inoffiziellen Wege verschlossen würden, weil dadurch die persönliche Erfahrung der Mitarbeiter, die Eigenverantwortung und die Eigeninitiative sehr leicht verschüttet werden können.

Durch eine schlechte Analyse der bestehenden Organisationsstrukturen und durch eine verfrühte Einführung neuer, nicht genügend durchdachter Systeme in die Praxis kann die Kommunikation im Krankenhaus schlechter werden, als sie vorher war. Natürlich ist es dann sehr einfach, grundsätzlich dem Computer und der Elektronik alle Schuld zu geben und 'das Kind mit dem Bade auszuschütten'. Ein Handwerker wirft sicher auch nicht gleich den Hammer weg, wenn er sich damit auf den Daumen geschlagen hat. Diese Reaktion ist nur dann richtig, wenn der Hammer das ungeeignete Werkzeug für die auszuführende Arbeit war. Die Auswahl von 'geeigneten' Werkzeugen ist eines der wesentlichen Probleme im Hinblick auf die Informationsverarbeitung im Krankenhaus.

Die folgenden Prämissen sollen dazu dienen, Kriterien für die Auswahl der geeigneten Werkzeuge für die Informationsverarbeitung und -verbreitung im Krankenhaus entwickeln zu helfen:

- Bessere Informationsstrukturen und bessere Techniken für deren Realisation im Krankenhaus und im Gesundheitswesen dienen dem Patienten, dem medizinischen und dem administrativen Personal. Das Primat des Zieles, dem Patienten besser und schneller helfen zu können, muss gewahrt bleiben. Alle anderen Ziele sind nur abgeleitete Unterziele und mussen sich in eine aufzustellende Zielhierarchie einpassen lassen.

- Informationsstrukturen sind unabhängig von ihrer technischen Realisation; eine technische Realisation kann das wahre Abbild der bestehenden Informationsstruktur sein, muss es aber nicht.

- Technische Realisationen von Informationsstrukturen sind nicht auf Computer beschränkt; Geldeinsatz garantiert nicht den Erfolg, ohne Einsatz von Mitteln ist der Misserfolg allerdings garantiert.

- Eine Verbesserung der Informations- und Organisationsstrukturen wird nur dann reibungslos gelingen, wenn nicht die Technik (d.h. das Handwerkzeug), sondern die Ablaufe der Prozesse in den Vordergrund gestellt werden.

- Ohne ausreichende Motivation und Mitarbeit aller am Informationsprozess Beteiligten ist jedes Informationssystem zum Scheitern verurteilt.

- Der Anwender ist nur motivierbar, wenn er einen persönlichen Nutzen hat (z.B. mehr Freizeit, sauberere Arbeit, weniger Schreibarbeit usw.).

- Der Patient ist ein Teil der Informationskette und darf aus dieser nicht ausgeschlossen werden.

- Die 'Werkzeuge' mussen so beschaffen sein, daß die beteiligten Personen sie leicht und gern anwenden; die Bedeutung der sog. 'Human Factors' ist schwerwiegender, als in der Vergangenheit angenommen wurde.

- Die Werkzeuge dürfen die persönliche Kommunikation der Beteiligten nicht ausschliessen oder unterdrücken, sondern dienen im Gegenteil der Unterstutzung dieser persönlichen Kommunikation auf und zwischen allen Ebenen.

Die Beachtung der oben genannten Prämissen macht es schwer, wenn nicht gar unmöglich, ein theoretisch erdachtes und mit technischen Hilfsmitteln zu verwirklichendes Informations- und Kommunikationssystem in ein Krankenhaus einzuführen, wenn nicht bestehende organisatorische oder technische Werkzeuge oder andere Hilfsmittel mit in dieses System einbezogen werden können. Im Sinne einer 'Black-Box' mussen neue Systeme so konzipiert werden, daß die Eingabe - die Kontaktknüpfung mit dem System - und die Ausgabe - die Bereitschaft, Kontakte zu knupfen - weitgehend unverändert bleiben. Die Vorgänge, die sich dabei in der 'Black-Box' abspielen, interessieren die überwiegende Mehrzahl der Anwender wenig oder gar nicht (68).

Ein entscheidend wichtiges Problem muss an dieser Stelle angesprochen werden: das Personalproblem. Eine sinnvolle, ausführliche und umfassende Dokumentation, die vom behandelnden Arzt für den Patienten (insbesondere für den chronisch Kranken) zu fordern ist, kann ohne entsprechenden Aufwand nicht durchgeführt werden. Systeme der obengenannten Art müssen aber so gestaltet sein, daß sich die Mehrarbeit auf das unabdingbar Notwendigste beschränkt und/oder durch Einsparung an anderer Stelle ausgeglichen wird.

Beim Arzt wird diese Mehrarbeit nur in einer grundlicheren Niederlegung der Befunde und in der eventuellen größeren Anzahl der zu erhebenden Befunde liegen. Für die detailliertere Befunddokumentation müssen die Formulare (Krankenblatter) so gestaltet sein, daß er die weitaus größte Zahl seiner Befunde lediglich durch Ankreuzen (siehe Anhang: Formularsammlung) zu dokumentieren braucht.

Die nach der Erhebung zu erfolgende Eingabe aller Daten in informationsverarbeitende Maschinen bedeutet einen zusätzlichen Aufwand. Da in einem laufenden Informationssystem jede manuelle Arztbriefschreibung entfällt, können z.B. die bis jetzt als Schreibkrafte beschäftigten Mitarbeiter nach kurzer Einarbeitungszeit für die Dialogeingabe eingesetzt werden. In einer

Pilotinstallation im Krankenhaus Rohrbach (Heidelberg) ist diese 'Umsetzung' reibungslos gelungen. Das Arbeiten am Terminal hat für Schreibkräfte einige Vorteile, die man diesen Mitarbeitern detailliert erklären sollte:

- Terminals sind leiser als Schreibmaschinen.
- Terminals benötigen keinen Papierwechsel.
- Korrekturen sind wesentlich einfacher durchzuführen.
- Das Erfolgserlebnis beim Arbeiten am Terminal ist größer als beim manuellen Briefeschreiben.
- Bei Beherrschung des Systems und erfolgter Weiterbildung ist eine Höhergruppierung nicht ausgeschlossen.

Ein eventueller Nachteil der Terminalarbeiten, starkere Augenbelastung, kann heute durch entsprechende Aufstellung (z.B. 90 Grad zum Licht), durch verstellbaren Neigungswinkel des Schirmes, durch Farbumschaltung oder entsprechende Farbgebung des Schirmes und durch entsprechende Ausleuchtung des Raumes weitgehend ausgeschaltet werden.

3.2.1. Geschichte des Informationwesens im Krankenhaus

Die mündliche Weitergabe von Daten und Informationen über Patienten ist schon frühzeitig durch Aufzeichnungen ergänzt worden. Aufzeichnungen von Krankengeschichten finden sich bereits bei Imhotep im alten Ägypten um 2500 v.Chr. Aus der Zeit um 1600 v.Chr. stammen grosse Papyrusrollen mit Krankengeschichten z.B. Papyrus Smith, Papyrus Ebers (18).

Aus der griechischen Periode sind teils Bemerkungen über Krankheiten in Form von Inschriften an Tempelsäulen (Epigramme), teils schriftliche Aufzeichnungen über Kranke (z.B. von Hippokrates) erhalten geblieben.

Eine lange Tradition des Krankengeschichtswesens ist in England nachweisbar. So hat beispielsweise das St.Bartholomäus-Krankenhaus in London seit seiner Gründung im Jahre 1137 Krankenblätter geführt und bis heute aufgehoben.

Im Jahr 1821 wurde mit der Gründung des 'Massachusetts General Hospital' in Boston ein Markstein in der Entwicklung der Krankenblattdokumentation durch die erstmalige Einstellung eines 'medical record officer' gesetzt. Der erste Kongress über 'Medical Records' in

Boston im Jahre 1902 fasste einen Beschluss, die in den Grundzügen für die Vereinigten Staaten heute noch Gültigkeit hat.

Datenverarbeitungsgerechte Krankenblattdokumentation wird erst seit 1943 betrieben.
"In die Medizin fanden Methoden und Maschinen der maschinellen Informations- und Datenverarbeitung sehr viel zögernder Eingang als in der Industrie und anderen Dienstleistungszweigen. Zu den ersten Anwendern von Lochkarten im medizinischen Bereich dürfte Berkson 1943 von der Mayo-Clinic Rochester, USA gehören.

In Deutschland wurden derartige Maschinen erstmalig während des 2. Weltkrieges im Zentralarchiv für Wehrmedizin zur Auswertung von Krankengeschichten von Wehrmachtsangehörigen eingesetzt. Zu den ersten Anwendern dieses Mediums gehörten J. Hartung, H. Hosemann, S. Koller, A. Proppe und G. Wagner." (Köhler 65, Seite 98).

Es versteht sich von selbst, daß die ersten tastenden Versuche einer Lochkartendokumentation in der Medizin noch meilenweit von dem entfernt waren, was wir heute als Krankenhaus-Informationssystem verstehen. Ohne diese Pionierarbeiten ist allerdings ein heutiges Krankenhaus-Informationssystem nicht denkbar. Notwendige Voraussetzung für Krankenhaus-Informationssysteme waren die Vorarbeiten der lochkartengerechten Dokumentation und die Entwicklung entsprechender Hardware-Einheiten - z.B. grosse und schnelle Direktzugriffsspeicher und geringe Zykluszeiten der Zentraleinheiten.

Der erste, der die grosse Bedeutung des Computers in der Medizin und speziell im Krankenhaus hervorhob, war der Amerikaner B. Zworykin 1956, der seine ersten Ideen in einem nicht veröffentlichten Artikel an einige Fachleute verbreitete.

"Apart from it, an extrapolation of past developments makes certain a continuous refinement and extension of electronic aids for research, diagnosis and therapy. In summary, electronics may be expected to play an increasing role in supplying the physician and biologist with the tools required for an advance in his field." (Zworykin 130, Seite 102).

Die ersten theoretischen und praktischen Ansätze für ein Krankenhaus-Informationssystem im modernen Sinne wurden in den Vereinigten Staaten (Barnett, Lamson, Lindberg, Lusted, Collen, Shepard, Spencer, Sweeney) entwickelt. Anfangs bestand dabei eine Polarität zwischen den Verfechtern einer 'Ganzheitsentwicklung' und den Verfechtern eines 'modularen Aufbaus' mit ständig zunehmender Integration. Dieser Streit ist heute zugunsten des modularen Aufbaus entschieden (14,93,94,95,96).

Das Krankenhaus-Informationssystem hebt sich aus der Mengen aller denkbaren Informationssysteme durch die zu fordernde Möglichkeit der Eingriffe von 'aussen' heraus. In einem Management-Informationssystem genereller Art sind solche Eingriffe nicht möglich.

Ein Krankenhaus-Informationssystem muss weiterhin so umfassend und so flexibel wie möglich gestaltet werden. Diese Forderung ist eine weitere Erschwerung und Abgrenzung gegenüber anderen Informationssystemen, die sich meist auf klar umrissene und begrenzte Problemkreise stützen können. Es muss so gestaltet sein, daß der Einführung neuer medizinischer und anderer naturwissenschaftlicher Erkenntnisse sofort durch einen neuen Modul im Krankenhaus-Informationssystem systemimmanent Rechnung getragen werden kann.

Eine Erweiterung des Krankenhaus-Informationssystems im Vergleich zum Management-Informationssystem bedeutet die direkte Einbeziehung von Messdaten in das System. Diese Kopplung von textueller Information und Messdateninformation gibt es in anderen Informationssystemen nicht oder nur sehr selten.

Die in einem medizinischen Informationssystem notwendigerweise auftretende Redundanz ist durchaus erwünscht und kann zu umfassenden Fehlerprüfungen und zur Garantierung der Datensicherheit (96) benutzt werden. Der Zwang zur Fehlerprüfung ist in keinem Informationssystem so stark wie im medizinischen Bereich. Daten-Fehler können in einem Krankenhaus- Informationssystem uber Leben und Tod entscheiden.

Krankenhaus-Informationssysteme werden heute (zumindest in den Vereinigten Staaten von Amerika) in verschiedenen Versionen von kommerziellen Herstellern auf dem Markt angeboten (9,10):

- Hard- und Software
- Software (Computer im Hause)
- Leistungen (externe DV-Anlage)

1980 hat Marion Ball (9) eine Tabelle dieser Anbieter publiziert, die hier in ihren wesentlichen Teilen wiedergegeben ist.

Vertreiber	Anzahl Systeme	Anzahl Betten Min	Max
HBO & Co.	237	100	829
Shared Medical Systems (SMS)	100	154	1725
McDonnell Douglas Automation	53	103	650
IBM	50 (Schätzung)		
NCR	25	284	641
Burroughs	20	191	737
DATX	10	176	534
Pentamation Enterprises	9	280	800
Tymshare Medical Systems	5	80	436
Compucare Inc.	4	250	440
Space Age Computer Systems	4	349	845
Hospital Data Center of Virginia	4	256	800
Technicon Med. Inform. Systems	3	446	719

3.2.2. Funktion des Krankenhaus-Informationssystems

Die Funktion des Krankenhauses ist durch die Integration aller vorhandenen Mittel und aller Handlungen der in ihm tätigen Personen mit dem Ziel der Gesundung von Patienten kurz beschrieben; das Krankenhaus-Informationssystem ist eines dieser Mittel. Gleichzeitig ist das Krankenhaus-Informationssystem auch ein Mittel, das die verlangte Integration unterstützt und oft genug auch erst effektiv und effizient möglich macht. Das Adjektiv 'integriertes' zum Krankenhaus-Informationssystem hat sicher daher seine Berechtigung und ist gleichzeitig als zu erfüllende Aufgabe anzusehen.

Ein solches System ist wegen der Vielzahl der mit dem Patienten befassten Personen nötig. Ein hypothetisches Krankenhaus, in dem nur ein einziger Mediziner allein alle ärztlichen und administrativen Tätigkeiten für nur wenige Patienten ausübt, braucht kein Krankenhaus-Informationssystem. Einige Zettel für Notizen dürften hier ausreichend sein. Jede Erweiterung dieses hypothetischen Krankenhauses erfordert ein Mehr an Weitergabe von Informationen und/oder einen größeren 'Speicher' für die im Krankenhaus Tätigen. Solch ein Speicher ist normalerweise die Krankengeschichte.

Die Krankengeschichte ist der wesentlichste Teil jedes Krankenhaus-Informationssystems, auch wenn in einem integrierten Computersystem von einer Krankengeschichte im hergebrachten Sinne eigentlich nicht mehr gesprochen werden kann.

Die Art und Form der geschriebenen Krankengeschichten ist fast so vielfältig wie die Anzahl der bestehenden Krankenhäuser. In neuerer Zeit findet man jedoch in grossen Kliniken, vor allem im Rahmen der Universitäten, Bestrebungen, die Krankengeschichten zu standardisieren und so vorzubereiten, dass sie in irgendeiner Art dokumentationsgerecht und nach erfolgreicher Übernahme in eine maschinenlesbare Form durch elektronische Datenverarbeitungsanlagen verarbeitungsfähig sind.

Die wesentlichste Funktion eines Krankenhaus-Informationssystems besteht in der schnellstmöglichen Belieferung aller im Krankenhaus Tätigen mit allen benötigten, vollständigen und richtigen Daten und Informationen zur bestmöglichen Versorgung des Patienten.

3.2.3. Notwendigkeit eines Krankenhaus-Informationssystems

Der Trend zu mehr Informationen in allen Lebensbereichen ist unverkennbar, aber nirgends so stark zu konstatieren wie im medizinischen Bereich, wo unter Umständen das Schicksal eines Patienten von der sofortigen Bereitstellung lebenswichtiger Informationen abhängen kann.

Dieses Ziel ist im Sinne der Medizin und im Sinne des Patienten als 'Fortschritt' zu bezeichnen. Bock (16, Seite 12) sagt dazu: "Zu besserer Gesundheit (d.h. im Sinne von Sigmund Freud zu höherer Leistungs- und Genussfähigkeit) beitragen zu können, ist sicher ein Fortschritt, selbst wenn er nur vorübergehend ist und nur symptomatisch."

Der Abbau von Unsicherheiten beim Handeln des Arztes, die rechtzeitige Erkennung und Abwägung aller Risiken und die

Moglichkeit, die gesamte Problematik mit dem Patienten besprechen zu konnen, muss durch adaquate Mittel gewahrleistet sein. Ein wichtiges dieser 'Mittel' ist ein funktionierendes Krankenhaus-Informationssystem.

Die manuelle Informationsaufbereitung und -weitergabe nimmt einen immer großer werdenden Anteil der im Krankenhaus anfallenden Arbeit ein. "It is estimated that in a 500 bed hospital, 2000 man-hours a month are used strictly for paper handling and form processing." (Ball 8, Seite 77)

Die Verarbeitung der wachsenden Flut von taglich anfallenden Daten ist mit manuellen oder konventionellen Arbeitsmethoden praktisch nicht mehr zu bewaltigen. "Das Arsenal diagnostischer und therapeutischer Moglichkeiten der modernen Medizin ist in einem exponentiellen Wachstum begriffen. Die erstaunlichen Fortschritte auf dem Gebiet der Laboratoriumsdiagnostik mit ihrer zunehmenden Verfeinerung und Verlasslichkeit der Analysenergebnisse haben dazu geführt, daß sich der Kliniker von heute in seinen Entscheidungen mehr und mehr auf diagnostisch und differentialdiagnostisch wichtige Laboratoriumsanalysen stutzt." (Wagner 117, Seite 277).

Bei dieser Sachlage ist eine Datenreduktion aus okonomischen Grunden unerlasslich. Es ist aber im medizinischen Bereich nicht moglich vorherzubestimmen, welche Daten einer Erhebung, kurzer Speicherung oder langerer Speicherung wert sind und welche nicht, und niemand kann sicher vorhersagen, welche Daten sich in atiologischer, differentialdiagnostischer oder prognostischer Hinsicht in Zukunft als wichtig herausstellen können.

Die Medizin ist demnach vor die Aufgabe gestellt, moglichst vieles zu erfassen, um nichts Wichtiges zu übersehen. Das unterscheidet ein medizinisches Informationssystem von allen anderen Informationssystemen. Die Medizin als Wissenschaft besitzt bis heute noch kein allgemeinverbindliches und systematisches Methoden- und Lehrgebaude, woraus sich methodisch ausreichend und notwendig die Inhalte von medizinischen Informationssystemen ableiten liessen.

"Die moderne medizinische Behandlung von Patienten wird aus folgenden Grunden komplexer als je zuvor:

1. Die Zahl diagnostischer Verfahren, die innerhalb kurzer Zeit am gleichen Patienten ausgeführt werden müssen, nimmt zu.

2. Neue therapeutische Verfahren (chirurgische und nicht-chirurgische) erfordern die sofortige Verfügbarkeit von Spezialapparaturen.

3. Zahlreiche ärztliche und nicht-ärztliche Personen übernehmen eine aktive Rolle bei der Behandlung des Patienten.

Unter diesen Umständen dürfte der Informationsaustausch zwischen den einzelnen Mitgliedern des Kollegiums völlig ungenügend und zeitweilig gefährlich langsam sein." (Vallbona 114, Seite 1).

Ein weiterer Aspekt, der z.Z. auch von Medizinern stark diskutiert wird, ist die eigene Erfolgskontrolle bzw. die Erfolgskontrolle durch die Gesellschaft (mit welchen Werkzeugen und von wem auch immer). Das Schlagwort 'Medical Audit' ist heute auf fast keinem medizinischen Kongress zu überhören.

Nur ein modernes Krankenhaus-Informationssystem auf Rechnerbasis ist in der Lage, allen diesen oben aufgeführten Forderungen zu genügen.

Zwei gesellschaftspolitische Aspekte müssen hier noch kurz angesprochen werden. Der Einsatz von EDV-Anlagen für ein Krankenhaus-Informationssystem setzt kein Personal frei, sondern verlangt, wie auch in anderen Bereichen schon geschehen, eine Umsetzung des Personals. Nachdem auf dem pflegerischen Sektor ein immer noch nicht absehbar behebbarer Personalengpass besteht, ist sowieso jede Hilfe für dieses Personal willkommen.

Die Gefahr der weiteren Entpersönlichung des 'Medizinbetriebes' durch verstärkten Einsatz von Rechnern muss klar erkannt werden. Dieser Gefahr muss mit Bewusstsein entgegengetreten werden. Solche Systeme sollen gerade eingeführt werden, um dem gesamten Personal im Krankenhaus mehr Zeit für die menschliche Zuneigung und für die verstärkte Kommunikation mit dem Patienten zu geben. Eine halbe Stunde 'Händchen halten' kann wirkungsvoller sein als 20 Tabletten.

3.3. Zielbestimmung für ein Krankenhaus-Informationssystem

Die frühere Euphorie über den Einsatz von Computern in allen Bereichen der Wissenschaft, Technik und des täglichen Lebens ist inzwischen einer gesunden Skepsis gewichen. Jahrelange, oft schmerzliche Erfahrungen haben zu der Einsicht geführt, daß gerade auf dem medizinischen Sektor der erfolgversprechende Einsatz von solchen Anlagen subtilste Kleinarbeit voraussetzt. "Hospitals and their computer vendors are learning that thorough institutionwide planning is the key to the successful implementation of new medical and management information systems. The more doctors, nurses, technicians, managers and technical personnel are involved in a well-coordinated planning effort, the smoother the implementation process will go." (Kennedy 61, Seite 92). 'Garbage in - Garbage out' dieser Slogan der Datenverarbeiter gilt in besonderem Masse für die medizinische Datenverarbeitung.

Der eigentlichen Einsatzplanung muss eine exakte Zielbestimmung für diesen Einsatz vorausgehen. Es müssen die Voraussetzungen geklärt werden, die diesem Ziel oder diesen Zielen adäquat sind, ihnen konträr entgegenstehen oder zielinvariant sind.

3.3.1. Zielgrößen

"Datenverarbeitende Systeme greifen in Realsysteme hinein und sind nicht Selbstzweck. Der Gesamtaspekt muss zwangläufig bzw. wird von ihnen beeinflusst. Dies bedeutet die Entwicklung von Methoden zur Darstellung der Systemziele und der Angleichung unterschiedlicher, möglicherweise miteinander in Konflikt stehender Zielattribute an gemeinsamen Prioritätsstrukturen. 'Dekretorische Entscheidungen' mögen zwar in dem einen oder anderen Fall die Entwicklung beschleunigen, wirken aber auf die lange Sicht hemmend und führen zu innerer Resistenzbildung. Methoden zur Konfliktlösung müssen erarbeitet werden." (Reichertz 95, Seite 57).

Der Aufbau eines Zielsystems oder zumindest das Herausarbeiten von Zielgrößen für ein Krankenhaus-Informationssystem muss auf die drei betroffenen, eingangs schon erwähnten Gruppen in unserer Gesellschaft Rücksicht nehmen:

- Patienten
- Anwender der Systeme
- gesamte Gesellschaft

Die gewählte Reihenfolge gibt auch die Reihenfolge der Priorität wieder, in der eine Hierarchie der Zielgrößen aufzustellen ist. Bei der verschiedenen Interessenslage dieser drei Gruppen kann es nicht ausbleiben, daß auch Zielkonflikte entstehen. Zielkonflikte sind nach möglichst genauer Analyse und Abwägung der Interessen entweder durch eine entsprechende Prioritätensetzung oder durch einen sinnvollen Kompromiss zu lösen. Beide Lösungswege sind unserer demokratischen Gesellschaft systemimmanent.

Für die Gruppe der Patienten lässt sich folgende Hierarchie der Zielgrößen aufstellen:

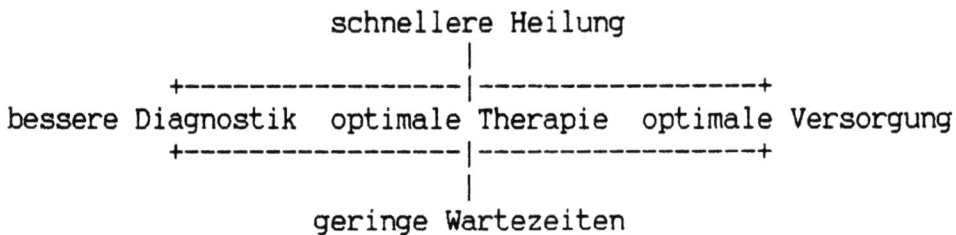

Das Hauptziel der schnelleren Heilung kann nur durch die Erfüllung der Unterziele bessere und schnellere Diagnostik, optimale Therapie und optimale Versorgung erreicht werden. Die Minimierung der Wartezeiten für den Patienten trägt dabei sicher zur schnelleren Diagnostik und optimalen Therapie bei. Die 'schnellere Heilung' beinhaltet implizit auch die 'bessere' d.h. dauerhafte, oder endgültige Heilung, sofern das überhaupt möglich ist. Nach einer Amputation kann das Wort 'Heilung' nicht mehr im Sinne einer 'restitutio ad integrum' gebraucht werden.

Das Zielgrößensystem für die Gruppe der Anwender oder Betreiber von Krankenhaus-Informationssystemen muss für die drei Personengruppen

- ärztliches Personal
- anderes medizinisches Personal
- anderes Personal

getrennt aufgestellt werden.

Die Bedeutung der Zielsetzungen und die der Prufung ob diese Ziele erfüllt sind, geht aus einer grossangelegten Untersuchung des Massachusetts Institute of Technology (MIT), Alfred P. Sloan School of Management, hervor. In dieser Studie wurden 40 zufallig ausgewählte, mit Computer arbeitende, Krankenhäuser untersucht und die Akzeptanz in den verschiedenen Bereichen (Administration, Informationssystem, Diagnose-Unterstützung) überprüft (31).

Für das ärztliche Personal kann sicher der Hauptteil des für die Patienten aufgestellten Zielsystems übernommen und um einige weitere wichtige Ziele erganzt werden, da die originäre Aufgabe der Ärzte auf die Unterstützung des Heilungsprozesses beim Patienten gerichtet ist.

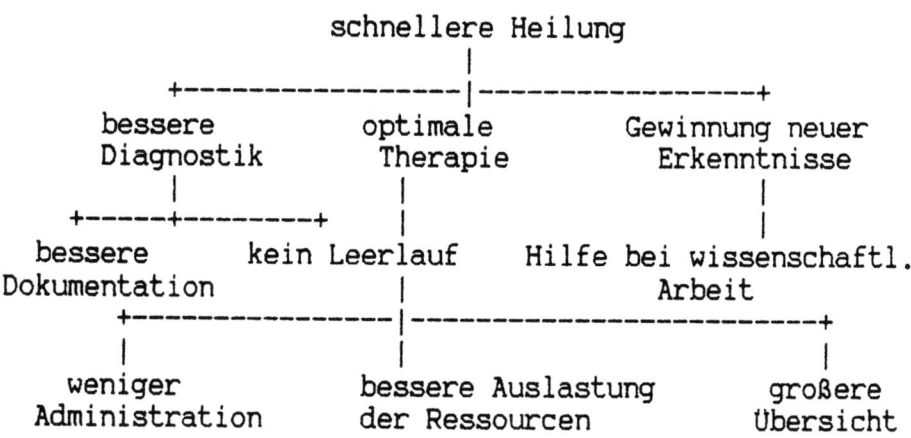

Alle hinzugekommenen Ziele können dem Hauptziel der schnelleren Heilung zugeordnet werden, wenn auch die Erfüllung des Zieles der Gewinnung neuer Erkenntnisse erst spateren Patienten zugute kommt.

Für das übrige medizinische Personal gilt zwar das bisher herausgearbeitete Hauptziel sicher auch, die Einflussnahme hinsichtlich dieses Zieles ist aber wesentlich geringer, sodaß die Zielhierarchie für diesen Personenkreis erst auf einer tieferen Ebene einsetzt.

```
            optimaler Einsatz der Kenntnisse und Fähigkeiten
                 für Diagnostik, Therapie und Versorgung
                      (Steigerung der Effektivität)
                                   |
      +------------------------+----------------+
      |                        |                |
 Arbeitserleichterung      Größere         bessere Auslastung
                           Übersicht        der Ressourcen
```

Die Aufgabe des nicht-medizinischen Personals ist sicher für die generelle Aufgabe des Krankenhauses nicht weniger wichtig als die des medizinischen Personals. Erst das möglichst reibungslose Zusammenspiel aller Kräfte führt zum Erfolg; der direkte Einfluss auf das Hauptziel ist jedoch noch geringer als bei der Gruppe des sonstigen medizinischen Personals. Der indirekte Einfluss kann jedoch erheblich sein.

Die Zielhierarchie für diese Personengruppe setzt an der Stelle an, wo bei den beiden anderen Gruppen die bessere Auslastung der Ressourcen verzeichnet ist.

```
            wirtschaftlicher Einsatz aller Ressourcen
                             |
      +----------------|----------------------+
  Kostensenkung    Steigerung der      Arbeitserleichterung
      |              Effizienz                |
      |                 |                     |
 kontinuierliche    optimale           Automatisierung
  Bilanzierung    Organisation
```

Gesellschaftspolitisch relevante Ziele decken sich ebenfalls z.T. mit den schon genannten Zielen, haben aber sicher eine andere hierarchische Ordnung.

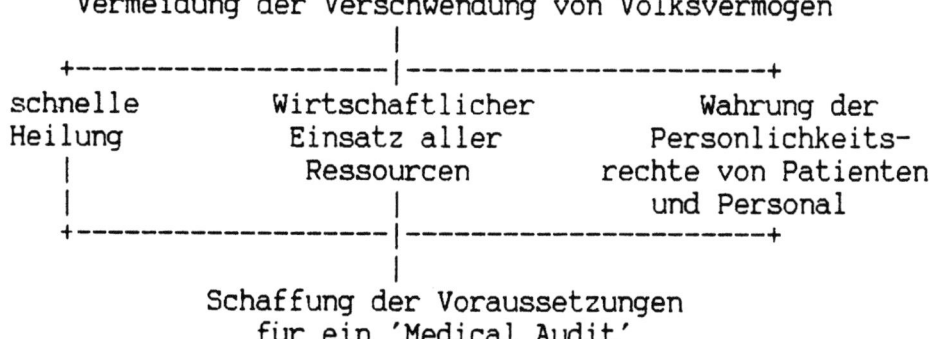

Neu hinzugekommen ist hier das Ziel der Wahrung der Persönlichkeitsrechte von Patienten und Personal. Es scheint sinnvoller, diesen fast immer als Restriktion angesehenen Faktor, als Ziel zu definieren. Einerseits kann damit der negative Eindruck, daß die moderne Informationsverarbeitung grundsätzlich den Schutz der Persönlichkeit gefährdet, gemildert werden (ein DV-System kann sicherer sein als jedes konventionelle Krankenblattsystem), und andererseits muss durch die Aufnahme dieses Faktors in das Zielsystem das Moment des 'Datenschutzes' als konstruktives und nicht als restriktives Element in der Designphase berücksichtigt werden.

Derartige Systeme müssen auch im Design so angelegt werden, daß die Möglichkeit eines sinnvollen 'Medical Audit' gegeben ist (95). Die Festlegung des Gehaltes des Wortes 'sinnvoll' ist dabei eine gesellschaftspolitische Aufgabe, die von Politikern, Ärzten und anderen beteiligten, sozial-politisch tätigen Gruppen gelöst werden muss.

Zielkonflikte in dem gesamten Zielsystem können in der Durchführung zwischen den Zielen, die sich auf die 'schnellere Heilung' beziehen, und den Zielen, die den wirtschaftlichen Einsatz der Mittel betreffen, auftreten. Eine generelle Lösung dieses Konfliktes scheint nicht möglich zu sein. Die Prioritätsentscheidung kann dabei nur für jeden Einzelfall erneut gefällt werden.

Die einzelnen Unterziele haben in bezug auf die Möglichkeit oder auf die Realisation des Einsatzes von Datenverarbeitungsanlagen unterschiedliche Bedeutung. Noch größere Unterschiede bestehen in der Möglichkeit des Einflusses auf das herausgestellte Hauptziel der 'schnelleren Heilung'.

Einige der im Vorhergegangenen aufgestellten Ziele sollen wegen ihrer besonderen Bedeutung kurz angesprochen werden.

"Die medizinische Diagnostik nimmt im Gesundheitswesen eine Art Schlusselstellung ein. Sie ist unabdingbare Voraussetzung sowohl für eine wissenschaftliche Therapie als auch für eine umfassende und wirksame Prophylaxe. Tempo und Sicherheitsgrad der Diagnostik beeinflussen somit in bedeutendem Masse die Effektivität der medizinischen Betreuung. Ausserdem entfällt bereits jetzt ein grosser Teil der Grundmittel im Gesundheitswesen auf den Bereich der medizinischen Diagnostik. Dieser Anteil wird mit der weiteren Entwicklung der wissenschaftlich-technischen Revolution noch steigen." (Gesundheitswesen und Okonomie 49, Seite 292).

Voraussetzung für den Prozess der Diagnosenbildung sind Informationen aller Art, d.h. erstens alle Daten des betreffenden Patienten, die in irgendeiner Hinsicht wesentlich für die Bildung der Diagnose sein konnen, und zweitens das Wissen und die Erfahrung des Arztes, diese Daten und die Relationen dieser Daten zueinander in ihrer Bedeutung erkennen und werten zu konnen. Die Forderung 'bessere und schnellere Diagnose' ist eindeutig korreliert mit der Vollstandigkeit, der Richtigkeit und mit der Schnelligkeit der Erreichbarkeit von Daten aus allen Leistungsstellen.

Diese Forderung ist heute nur noch durch den verstarkten Einsatz von elektronischen Datenverarbeitungsanlagen in erstrebenswertem Masse zu verwirklichen.

Der heute noch oft vorhandene Zwang für den Arzt zur Abwehr eventueller weiterer Schäden sofort zu handeln, ohne eine ausreichend sichere Diagnose zu haben, kann durch den Einsatz von informationsverarbeitenden Maschinen gemildert werden.

EDV-Systeme, die den Diagnosebildungsprozess selbstandig durchführen und am Ende eine Liste mit wahrscheinlichen Diagnosen ausgeben oder dem Mediziner Unterstützung beim Entscheidungsprozess geben, sind noch nicht in gewunschtem Masse vorhanden. Bisher sind funktionierende Systeme nur in Teilsektoren der Medizin im Einsatz (z.B. EKG-Analyse).

Die Forderungen an die Therapie - bessere und schnellere

Heilerfolge - sind zu einem erheblichen Teil von der Verwirklichung der Forderungen in bezug auf die Diagnostik abhängig. Die bessere und schnellere Diagnostik ist Voraussetzung einer optimalen Therapie, die wiederum zu besserer und schnellerer Heilung führt.

Die weitestgehende Forderung innerhalb des gesamten Zielsystems ist sicherlich die nach schnellerer Heilung, die daher als primäre Zielgröße angesehen werden soll. Diese Forderung ist gleichzeitig sowohl eminent wichtig in ökonomischer Hinsicht als auch systemimmanent zu der Feststellung des Krankenhauses als sozialer Anstalt zur Hilfe für den kranken Menschen. Ökonomisch ist diese Forderung insofern äusserst wichtig, als schnellere Heilung weniger Liegezeit und diese wiederum weniger Investitionen für Betten bedeutet.

3.3.2. Einflussfaktoren auf die Zielgröße

Zur Beurteilung eines Krankenhaus-Informationssystems in bezug auf die primäre Zielgröße ist es erforderlich, auch alle anderen, diese Zielgröße beeinflussenden Faktoren in Betracht zu ziehen und näher zu erläutern. Die Stärke des Einflusses aller dieser anderen Faktoren dürfte größer sein als die des Faktors 'integriertes Krankenhaus-Informationssystem'; desto notwendiger ist eine Analyse auch dieser Faktoren, die sich generell in zwei verschiedene Arten einteilen lassen: krankenhausexterne und krankenhausinterne Einflussfaktoren.

3.3.2.1. Krankenhausexterne Einflussfaktoren

Als krankenhausexterne Einflussfaktoren auf die Verweildauer (als messbare Größe der 'schnelleren Heilung' verwendet) sollen hier nur die Faktoren genannt werden, die weder durch das Krankenhaus als Institution noch durch die Personen, die im Krankenhaus beschäftigt sind, beeinflusst werden können. Sie sind jedoch generell durch die Gesellschaft manipulierbar. Solche Faktoren sind Gegebenheiten der Umwelt und des gesellschaftlichen Systems, in das ein Krankenhaus hineingestellt ist.

Hinzu kommen die somatischen und die psycho-sozialen Gegebenheiten des Patienten, der in ein Krankenhaus kommt.

3.3.2.1.1. Gesellschaftspolitische Faktoren

Leider haben auch die Faktoren, die sich sehr schlecht quantitativ erfassen lassen, einen wesentlichen Einfluss auf die Zielgröße. Gemeint sind die vielen Einflusse, die allgemein als 'Umweltfaktoren' beschrieben werden. Diese Faktoren sind zum uberwiegenden Teil nicht zahl- oder messbar und konnen daher nur in deskriptiver Form in ein Erfassungssystem aufgenommen werden.

Als ein Beispiel solcher Faktoren sollen hier die Gesellschaftssysteme und die darin bestehenden Normen angeführt werden. Die unterschiedlichen Gesellschaftssysteme in den USA und in der Bundesrepublik Deutschland wirken sich in starkem Masse auch auf das Gesundheitswesen aus. Im Durchschnitt ist die Liegezeit im Krankenhaus in der Bundesrepublik wesentlich länger als in den Vereinigten Staaten (ca. 15 Tage zu ca. 8 Tage). Das liegt nicht etwa an schlechteren Ärzten oder altmodischen Krankenhausern, sondern in erster Linie am System der Kostenerstattung.

Aubel und Eberhard schreiben hierzu: "Unter diesem Gesichtspunkt (der Liegedauer) sind die heute pflegetageproportionalen Normalerlöse des Krankenhauses falsch konstruiert, denn sie schalten die Interessen des Zahlungspflichtigen und des Krankenhauses nicht parallel. Sie zwingen insbesondere nicht dazu, die für die Krankenhauskosten je Patient (und für den gesamtwirtschaftlichen Bettenbedarf) entscheidende Verweildauer auf das ärztlich vertretbare Mass zu senken. Gelange es, die durchschnittliche Verweildauer, die in anderen Ländern sehr viel niedriger liegt als bei uns, nur um 10 v.H. zu senken, so würden in der Bundesrepublik - grob gerechnet - 17 Mio Pflegetage oder rd 200 Mio DM je Jahr eingespart, und aus 52.000 heute belegten, dann frei werdenden Krankenbetten konnte zusatzlicher Bettenbedarf ohne Neubauten gedeckt werden. Von der volkswirtschaftlichen Investitionsrate wurden weit mehr als 1 Mrd DM für andere Zwecke frei." (5, Seite 479).

Das Kostenerstattungs-System für Krankenhausbehandlung in den Vereinigten Staaten, wo die Kosten fast immer vom Patienten in mehr oder weniger hohem Prozentsatz selbst getragen werden und jede Leistung getrennt abgerechnet wird, erzwingt eine kurze Liegedauer. Dieses System ist allerdings weniger sozial als das Krankenkassensystem in der Bundesrepublik Deutschland.

Das Kostenerstattungs-System in der Bundesrepublik Deutschland verlängert allerdings durch die gleichverteilte Abrechnung nach Pflegetagen die durchschnittliche Verweildauer im Krankenhaus unverhältnismässig. Die Krankenhäuser mussen bestrebt sein, die durch Anamneseerhebung, Erstuntersuchung und Operation anfallenden hohen Kosten der ersten Aufnahmetage durch die wesentlich geringeren Kosten der Folgetage (ab ca 10. Tag) wieder aufzufangen (111).

Sie verhalten sich im Sinne der Betriebswirtschaft sicher richtig. Der Zielkonflikt zwischen Mikrookonomie und Makroökonomie kommt hier voll zum Tragen. Ein Krankenhaus, das sich volkswirtschaftlich richtig verhält, macht betriebswirtschaftliche Verluste.

Bei einer Abrechnung nach echten Kosten, die in praxi nur durch ein integriertes Krankenhaus-Informationssystem auf der Grundlage einer elektronischen Datenverarbeitungsanlage zu realisieren ist, würde sich wahrscheinlich eine Senkung der Liegezeiten und damit eine Senkung der Gesamtkosten ergeben.

Eine Verkürzung der Verweildauer würde natürlich auch den Engpass auf dem Betten- und Personalsektor ganz oder weitgehend beseitigen. Eine Senkung der Liegezeit von rd 15 auf ca 11 Tage würde einer Freisetzung von mindestens 1 Mio Betten entsprechen.

An einem Modellkrankenhaus mit 400 Betten und jährlich 8000 Patienten soll die Abhängigkeit der Erlossituation von der durchschnittlichen Verweildauer verdeutlicht werden. Die Kostendeckung soll bei einer Verweildauer von 15 Tagen und 128.000 Berechnungstagen erreicht werden. Der zugrundegelegte Pflegesatz soll 140,- DM betragen.

Ausgangspunkt für die Überlegungen zur Berechnung der Kosten- und Ertragsänderung in Abhängigkeit von der Verweildauer ist die Aufteilung der Gesamtkosten in 80 v.H. Fixkosten und 20 v.H. variable Kosten. Da seit der Einführung des Krankenhausfinanzierungsgesetzes (KHG) 1972 die Investitionen nicht mehr über den Pflegesatz finanziert werden, müssen diese vom Fixkostenanteil abgezogen werden. Genaue Daten über die Höhe der Investitionskosten gibt es nicht, sie werden jedoch allgemein auf 20 v.H. geschätzt. Übertragen auf den Pflegetag, der nach der BPflV berechnet wurde, ergibt sich ein Verhaltnis von etwa 76 v.H. Fixkosten und 24 v.H. variablen Kosten.

Das Modellkrankenhaus mit dem Pflegesatz von 140,- DM hat demnach im Durchschnitt eine Kostenerstattung von 33,60 DM für patientenabhangige Kosten und 106,40 DM Kostenerstattung fur patientenunabhangige Kosten pro Tag.

Wenn zur Deckung des Kostenbudgets 128.000 Pflegetage erforderlich sind, bedeutet eine Verkurzung der Verweildauer von 15 auf 14 Tage einen Ruckgang der Pflegetage auf rd 120.000. Gleichzeitig sinkt die Kostenerstattung von 17,92 Mio. DM auf 16,80 Mio. DM. Die Fixkosten betragen jedoch 13,62 Mio. DM. Bei 120.000 Pflegetagen entstehen patientenabhangige Kosten in Hohe von 4,03 Mio. DM. Der Kostenverursachung in Hohe von 17,65 Mio. DM steht eine Kostenerstattung in Hohe von 16,80 Mio. DM gegenuber, fur das Krankenhaus entsteht also ein einzelwirtschaftlicher Verlust von 0,85 Mio. DM (73).

Die durchschnittliche Liegezeit ist auch als Planungsfaktor wichtig. Sie geht naturlich in die Formel ein, die in der Bundesrepublik zur Berechnung des Bettenbedarfs herangezogen wird. Die Auswirkung des Parameters 'Liegedauer' ist naturgemass hoch. Leider gibt es keine feste Formel zur Berechnung der durchschnittlichen Liegedauer. Die Anwendung der beiden extremen Formeln ergibt bei gleicher Sachlage einen Unterschied von rd einem Tag, was in der Bettenbedarfsberechnung eine Differenz von 8300 Betten z.B. für das Land Nordrhein-Westfalen ausmacht (3,4,35,45).

Setzt man die Verweildauer von 15 Tagen in der Modellrechnung für den Bettenbedarf für eine Bevolkerung von 100.000 Personen bei einer Auslastung von 85 v.H. an (Krankenhaushaufigkeit von 150 Einweisungen auf 100.000 Personen), ergibt sich ein Bedarf von 4839 Betten. Nimmt man eine andere Formel der Verweildauerberechnung und kommt damit auf 14 Tage, so ergibt sich der Bettenbedarf nur mit 4516. Der Unterschied von 323 Betten bedeutet praktisch den Bau eines Krankenhauses mehr oder weniger, nur durch die Anwendung einer anderer Verweildauerformel. Rechnet man das auf unserere Gesamtbevolkerung von rd 60 Mio. hoch, wären das fast 200.000 Betten oder 400 Krankenhauser mit je 500 Betten! (78).

Ein recht wesentlicher, hier zu nennender Faktor ist die

Art und Weise des Managements in unserem Krankenhaus-System. Ehlers (37, Seite 20) schreibt dazu: "Die derzeitige Situation hat mir ein langjährig erfahrener, von diesen Vorgangen betroffener Verwaltungsdirektor vor einiger Zeit so geschildert, daß er sagte: 'Jeder Versuch, zu einem managementahnlichen Verhalten geschieht mit schlechtem Gewissen, weil es immer den rechtsüberschreitenden Ausbruch aus starren Bindungen bedeutet. In dieser gewollt starren Bindung ist die Verwaltung kein Manager, sondern ein Berichterstatter. Wenn ein Problem auftaucht, wird es nicht gelost, sondern berichtet. Der Berichtsempfanger ist nun aber wieder eine vielschichtige Behorde, wodurch die Problemlösung zu dem quälenden, zeitraubenden Verfahren wird, das die Verwaltung überall in Misskredit bringt.'" Treffender kann man die derzeitige Situation wohl nicht schildern.

Ein weiterer wichtiger Umweltfaktor ist die allgemeine Wirtschaftslage und deren Einfluss auf den Personalsektor. Die Richtung dieses Einflusses - blühende Wirtschaft = Personalknappheit, depressive Wirtschaft = Personalangebot - hat auch für die Berufe des Gesundheitswesens Gültigkeit.

Die Verweildauer ist nicht zuletzt auch von der Personalausstattung des Krankenhauses abhangig. Auf Stationen, die mit schlecht ausgebildetem Pflegepersonal unterbesetzt sind, kann sich ein Patient nicht so wohl fühlen und wird nicht so schnell gesunden wie auf einer ausreichend und mit gut geschultem Personal besetzten Station.

Die Personalknappheit hangt allerdings nicht nur von der Wirtschaftslage, sondern ebenfalls in starkem Masse von der Einstellung der Gesellschaft zu den Pflegeberufen ab. Solange das Merkmal 'pflegend' in unserer Gesellschaft immer noch keinen angemessenen hohen Statuswert hat und nicht ausreichend gut bezahlt wird, ist eine Besserung der Personalsituation an deutschen Krankenhäusern kaum zu erwarten.

Ein nicht zu unterschatzender Faktor auf das anzustrebende Ziel ist die Lage eines Krankenhauses in einer Stadt und die Nähe von Verkehrswegen. Hiervon hangt entscheidend die Belastigung durch Larm und durch gasformige Fremdstoffe von der Industrie und vom Strassenverkehr ab. Ein Krankenhaus in einem ruhigen Park mit sauberer Luft und beruhigendem Grün vor den Fenster ist bestimmt heilungsfördernder als ein Krankenhaus i Verkehrs-Zentrum einer Stadt oder neben einer Fabrik.

3.3.2.1.2. Patientenbezogene Faktoren

Die patientenbezogenen Faktoren sind im Gegensatz zu den oben geschilderten Umweltfaktoren gar nicht oder nur langfristig zu manipulieren. Diese Faktoren können in drei Gruppen eingeteilt werden:

1. konstitutionell-somatische
2. psychisch-psychologische
3. soziale

Die Aufzählung und Analyse der Vielzahl psychologischer und sozialer Einflusse, die auf einen Patienten von der Familie, vom Krankenhaus, vom Arbeitgeber und von der Gesellschaft im weitesten Sinne einwirken, wurde den Rahmen der Arbeit sprengen.

3.3.2.2. Krankenhausinterne Einflussfaktoren

Unter krankenhausinternen Faktoren sollen die Einflusse verstanden werden, die im Gegensatz zu den unter 3.3.2.1. genannten durch das Krankenhaus oder durch die darin tätigen Personen ausgeübt bzw. modifiziert werden konnen.

Zu den die Umgebung und Versorgung des Kranken betreffenden krankenhausinternen Faktoren gehoren neben der Anzahl der pro Bett zur Verfügung stehenden Pflegepersonen alle die auf den Patienten und dessen Heilungsprozess einwirkenden Faktoren, die nicht dem rein ärztlichen Bereich zuzuschreiben sind.

Unter anderem müssen hier die baulichen Gegebenheiten Berücksichtigung finden. Es ist nicht unerheblich für die Heilungsdauer, ob ein Patient in einem 2-Bett-, 3-Bett- oder 4-Bett-Zimmer oder gar in einem grossen Saal liegt. Nicht nur die äusserliche Ruhe, sondern auch die soziologische Gruppenbildung bei den verschiedenen Zimmergrößen ist von grossem Einfluss auf die Heilungsdauer. Weiterhin sind die allgemeine Hygiene (z.B. eigene Nasszelle in jedem Zimmer) und die psychologische Atmosphäre im Krankenhaus massgeblich für die Liegedauer. Auch das Vorhandensein oder Nichtvorhandensein technischer Einrichtungen für Diagnose und Therapie ist selbstverstandlich von eminenter Bedeutung. Schliesslich sei hier nur noch die Güte, Variation und Schmackhaftigkeit der Verpflegung erwahnt.

Der Faktor 'Klinische Praxis' beinhaltet den arztlichen und pflegerischen Routinebetrieb in einem Krankenhaus. Es liegt in der Natur der Medizin, die kein allgemeingültiges Wissenschaftssystem hat, daß Diagnose- und Therapieverfahren zwar nach bestem Wissen und Gewissen angewendet werden, ihre Qualitat aber nichtsdestoweniger erheblich streuen kann (90).

Die Einflüsse von Diagnostik und Therapie auf die primare Zielgroße sind zwar im allgemeinen nur schwer quantitativ messbar, aber unzweifelhaft vorhanden. Ebenso sicher haben Ausbildungsstand der behandelnden Arzte, Operateure, Anasthesisten, Schwestern usw. einen Einfluss auf die Zielgroße. Ansatze zur Quantifizierung solcher Einflusse sind z.B. in der Anasthesiologie zu erkennen, die sich bemüht, Komplikationen wahrend der Operation durch aussere und innere Faktoren aufzuklaren (120,121,122).

Der Stand der medizinischen Forschung hat auf die Zielgroße naturgemass einen starken Einfluss. Neue Forschungsergebnisse konnen durch die Einfuhrung in die Praxis zur erheblichen Verringerung der Liegezeit fuhren.

Bei oberflachlicher Betrachtung erscheint der Einflussfaktor 'Administration' auf die Zielgroße nicht sehr bedeutsam zu sein. Seine Bedeutung wird erst durch die Kopplung fast jeder medizinischen und pflegerischen Handlung mit einer entsprechenden verwaltungstechnischen Handlung klar.

Die Heilung eines Kranken kostet Geld. Der Anteil der variablen Kosten pro Patient und Pflegetag differiert zwar erheblich, liegt aber mit uber 20 v.H. zu hoch, als daß er einfach zu vernachlassigen ist. Die Auswahl verschiedener Mittel mit gleichem Anwendungsbereich, die sich sowohl im Preis als auch in ihrer Gute unterscheiden konnen, ist nicht zuletzt auch von der Einstellung der jeweiligen Verwaltung abhangig. Der Einfluss der Grundhaltung der Verwaltung z.B. auf Gute und Art der Verpflegung ist klar zu ersehen.

Eine reibungslos funktionierende Verwaltung, die, wo sie nur kann, grosszugig im Interesse der Kranken und der medizinischen Notwendigkeiten handelt, hat sicher einen forderlichen Einfluss auf das Ziel 'schnellere Heilung'.

Die Tatigkeit des Arztes im Krankenhaus ist aufgrund seines Auftrages besonders scharf auf das definierte Ziel der schnelleren Heilung ausgerichtet. Von seiner Ausbildung her ist der Arzt die qualifizierteste, deshalb auch die wichtigste Person fur den Kranken. Da nur er die Kunst der Diagnosestellung beherrscht, ist er die wesentlichste 'Informationsquelle' und auch die wesentlichste 'Informationssenke' des Informationskreislaufs im Krankenhaus.

Das Handeln des Arztes muss immer auf das Ziel der schnellen Heilung des Patienten ausgerichtet sein. Der großte Teil seiner Handlungen beziehen sich auf Diagnostik und Therapie. Auch Spezialisten (Rontgenologe, Kardiologe, Laborarzt) sind an diesem Prozess beteiligt, indem sie mit ihren Teildiagnosen zur Diagnosestellung insgesamt beitragen.

Fur die Ärzte auf den Stationen haben deshalb alle Arzte in den anderen medizinischen Leistungsstellen als Informationsquellen grosse Bedeutung. Bevor der Arzt auf der Station jedoch die Funktion einer Informationsquelle (z.B. Anweisungen zur Therapie) ubernehmen kann, muss er Informationen aufgenommen haben. Teilweise gewinnt er die Informationen durch Befragen und Untersuchen des Patienten, teilweise werden sie ihm vom Pflegepersonal, von MTA's, von Spezialisten oder auch von technischen Apparaturen geliefert.

Es wird für den Arzt immer schwieriger, die Menge und die komplexen Relationen aller anfallenden Daten eines Patienten zueinander zu erfassen, in ihrer Tragweite zu erkennen und sie zu verarbeiten. Der Einsatz moderner, automatischer Datenverarbeitungsanlagen zur Informationsvorverarbeitung kann den Arzten zukunftig entscheidend helfen.

Pflegepersonal und anderes medizinische Personal wird nur in seltenen Fallen aufgrund eigener Entscheidungen in fur die Zielsetzung relevanter Weise tatig. Im Normalfall werden Anweisungen des arztlichen Personals ausgefuhrt. Mangelnde Information uber den Patienten betreffende Tatbestande kann aber auch beim Pflegepersonal, wegen der daraus folgenden mangelnden Einsicht, zu fehlerhaften Handlungen führen. Da jedoch auch wegen mangelnder Sachkenntnis nur bis zu einem gewissen Grad besseres

Verstandnis verlangt werden kann, sind Kontrollen und umfangreiche Fehlerprufungen erforderlich.

Zwei grundlegende Fehlermoglichkeiten sollen kurz erwahnt werden. Die angeforderten Laboruntersuchungen werden an irgendeiner Stelle im Informationskreislauf nicht weitergegeben oder die Ergebnisse werden falsch ubertragen. Eine zweite schwerwiegende Fehlerart, die selten reparabel ist, besteht in der falschen Ausfuhrung der Medikation. Da zwischen Apotheke, Arzt, Stationsschwester und Patient im Normalfall nur ein unvollkommener Informationskreis in bezug auf die Medikation und deren Durchfuhrung besteht, ist eine echte Kontrolle uber die verabfolgten Medikamente in praxi nicht moglich. Naturlich konnen die mit der Medikation befassten Personen - in erster Linie Schwestern und Pfleger - durch die Moglichkeit, Fehler zu begehen, einen grossen Einfluss auf das Ziel der 'schnelleren Heilung' ausuben.

Weitgehende Ausschaltung von Irrtumern dieser Art ist nur durch ein leistungsfahiges Informationssystem auf Grundlage elektronischer Datenverarbeitung moglich.

Das Personal im diagnostisch-therapeutischen Bereich tritt in Bezug auf die Relevanz zur Zielgroße als wichtige Informationsquelle in Erscheinung, indem es Patienten bei der Durchfuhrung von klinischen Untersuchungen und therapeutischen Massnahmen Anweisungen erteilt oder indem es angeforderte Leistungen erbringt und diese als Ergebnisse zur Verfugung stellt.

Weitaus mehr Aufgaben als Informationsquelle in dieser Beziehung hat das Pflegepersonal:

gegenuber dem Patienten: Erteilen von Auskunften bei der Aufnahme auf die Pflegeeinheit und wahrend des Aufenthaltes (wichtigste Kontaktpersonen), Erteilen von Anweisungen: beim Ausfuhren diagnostischer und therapeutischer Massnahmen auf der Pflegeeinheit, bei laufenden Untersuchungen, bei der Medikamentenverabreichung; bei pflegerischen Handlungen jeder Art;

gegenuber den Angehorigen: Erteilen von Auskunften, Beantwortung von Anrufen;

gegenuber Versorgungseinrichtungen: Anforderungen von Leistungen, Medikamenten, Speisen, Wasche usw.;

gegenuber dem Arzt: bei der Visite;

gegenuber anderem Pflegepersonal: bei Schichtwechsel (Ubergabe des Dienstes an die Nachtschwester) sowie Organisation und Einteilung von Diensten (Notdienst) (63).

Sämtliches medizinische, insbesondere aber das Pflegepersonal, muss daruber hinaus neue Mitarbeiter in ihr Aufgabengebiet einfuhren und diesen wahrend der Einarbeitungszeit mit 'Rat und Tat' zur Seite stehen. Diese Art der Informationsvermittlung ist allerdings in einem nicht geringen Masse durch menschliches Verhalten beeinflusst; ein darauf zugeschnittenes Informationssystem kann die Auswirkungen eventueller emotioneller Barrieren mildern.

Durch die Verpflichtung der Verwaltung, die Losung der Aufgaben im Krankenhaus mit geringstmoglichen Mitteln zu erreichen, treten nicht selten Konfliktsituationen zwischen dem medizinischen Personal und dem administrativen Personal auf. Der Arzt kann nicht bei allen seinen Handlungen und Entscheidungen, die oft sehr kurzfristig oder ad hoc getroffen werden mussen, auf Preisvergleiche achten. Rohde (98, Seite 328) spricht geradezu von einem " 'naturlichen' Grundantagonismus zwischen (grob gesprochen) Medizin und Verwaltung". Durch Verbesserung der Kommunikation und des Informationsflusses konnte sich die oft kontrare Haltung der beiden Gruppen besser auf das gewunschte Ziel koordinieren lassen.

Dass Art und Gute der Ausstattung eines Krankenhauses mit apparativen Hilfsmitteln einen grossen Einfluss auf die Zielgroße ausuben, durfte ausser Frage stehen. Beispielsweise lassen sich durch die Anschaffung eines automatischen Analysengerates wesentlich mehr, wesentlich bessere und wesentlich schnellere Analysen fur die Diagnostik oder die Therapiekontrolle erstellen als in einem manuell betriebenen Laboratorium. Die Gefahr der unnotigen Anforderungen und damit der erheblichen Kostensteigerungen in einem solchen voll automatisierten System darf dabei nicht ubersehen werden.

Auch z.B. ein ausstattungsintensives Nahrungs-Beforderungs- und Verteilungssystem zahlt uber die Einhaltung extremer Sauberkeit und exakter Durchfuhrung von Diatplanen zu diesen Hilfsmitteln (46), ebenso wie speziell fest eingebaute Bestrahlungslampen in Toiletten und Baderäumen, die die Keime in der Luft abtöten. Selbst eine moderne Wäscherei mit Sterilisationsanlage kann sich durch Verhütung von Hospitalinfektionen in extremem Maße auf die durchschnittliche Behandlungsdauer auswirken.

Obwohl allgemein anerkannt wird, daß alle erwähnten Faktoren einen mehr oder weniger grossen Einfluss auf die Liegedauer haben, gibt es kaum Untersuchungen hinsichtlich der Stärke dieser Einflusse. Gezielte Untersuchungen und gezielte Reaktionen auf der Basis dieser Ergebnisse konnten der Medizin insgesamt hohe Kosten ersparen und Patienten zufriedener machen.

3.4. Krankenhaus: Organisation und Funktion

Organisation und Funktion des Krankenhauses sind nicht ohne weiteres mit denen anderer wirtschaftlicher oder sozialer Institutionen vergleichbar. Ein Krankenhaus ist sowohl eine soziale Anstalt als auch ein Dienstleistungsbetrieb. Dieser Dualismus besteht nur bei wenigen von der Gesellschaft aus ethischen und moralischen Gründen eingerichteten Institutionen.

3.4.1. Das Krankenhaus als soziale Anstalt

Unter den 'sozialen Anstalten' spielt das Krankenhaus eine besondere Rolle. In der heutigen Leistungsgesellschaft zieht nicht nur der Kranke (der Einzelne) sondern auch die Allgemeinheit aus der Wiederherstellung der Gesundheit bzw. der Arbeitsfähigkeit des Einzelnen Nutzen. Jeder Geheilte im arbeitsfähigen Alter ist in der Lage, Leistungen für das Sozialprodukt zu erbringen, während er als Kranker Leistungen empfängt. Das Wort 'sozial' ist in bezug auf das Krankenhaus demnach nicht nur auf den Einzelnen abgestellt, sondern auch auf die Gesellschaft, in der der Einzelne auch als Leistungsfaktor gewertet wird.

Aus dem Aspekt der 'sozialen Anstalt' gesehen unterscheiden sich Universitätskliniken in vielerlei Hinsicht von sonstigen Krankenhäusern.

Universitätskliniken dürfen im Gegensatz zu vielen anderen Krankenhäusern aufgrund ihrer Lehrverpflichtungen Ambulanzen betreiben und tragen damit erheblich zur ärztlichen Versorgung von Städten oder Regionen bei.

Ein weiterer Unterschied besteht in der Art der Patientenaufnahme. Universtätskliniken können Auswahlen treffen. Fälle an denen wissenschaftliches Interes besteht und schwere Fälle können bevorzugt aufgenommen werden. Aufgrund ihrer Große sind die Universitätskliniken darüber hinaus eher in der Lage modernste Grossgeräte für Diagnose und Therapie einzusetzen. Sie haben aufgrund ihrer Forschungs- verpflichtungen ausserdem die Möglichkeit neue Geräte zu testen.

Einer Forderung an das Krankenhaus als soziale Anstalt können Universitätskliniken wegen ihrer relativ geringen Zahl allerdings nicht immer gerecht werden: leichte generelle Erreichbarkeit für Akutkranke.

In stärkerem Masse als die Universitätsklinik hat das nicht-akademische Krankenhaus heutzutage die Bedeutung einer sozialen Anstalt, d.h. einer Anstalt, die auf gemeinnütziger Basis die personellen Voraussetzungen bietet und die sachlichen Hilfsmittel bereitstellt, um Kranke zu heilen.

3.4.2. Das Krankenhaus als Dienstleistungsbetrieb

"Ein Krankenhaus ist ein Dienstleistungsbetrieb. Diese Feststellung gilt immer und überall, seit es Krankenhäuser in irgendeiner Form gibt. Das bedeutet, daß die Erreichung von Sachzielen eines Krankenhauses an die Durchführung bestimmter Dienstleistungen gebunden ist." (Fuchs 48, Seite 9)

Für Universitätskliniken ist diese Aussage ergänzungsbedürftig, z.B. steht die Pflicht zur Kostendeckung (Basis aller öffentlichen Krankenhäuser) nicht so krass im Vordergrund wie bei den sonstigen Krankenhäusern. Ein Teil der Kosten in einem Universitätsklinikum entfällt auf Forschung und Lehre. Die Differenzierung der Kostenanteile 'Dienstleistung' und 'Forschung und Lehre' ist oft nicht möglich. Für das Design eines Informationssystems hat diese Dualität zu beachtende Auswirkungen.

Für die allgemeinen Krankenhäuser ist die obige Aussage voll und ganz zutreffend. Die Funktion des Krankenhauses als 'soziale Anstalt' widerspricht seinen Aufgaben als

Dienstleistungsbetrieb nicht. Die Fuhrung eines Krankenhauses muss eine okonomisch moglichst optimale Ausnutzung und Auslastung aller Mittel und Quellen des Krankenhauses zum Ziel haben. Das Bestreben nach Kostendeckung widerspricht nicht dem moralischen Auftrag des Krankenhauses als sozialer Anstalt zur Pflege und Heilung von Patienten.

Die Erfüllung der Forderung nach 'schneller Heilung' entspricht in der Regel sowohl dem Wunsch des Kranken als auch dem Interesse der Gesellschaft. Das Krankenhaus muss die adäquaten Mittel anwenden, um diesen Auftrag auch im Einzelfall zu erfüllen. Hierzu gehören heute unzweifelhaft der Computer in vielen Einsatzbereichen und ein modernes Informationssystem.

3.4.3. Das Krankenhaus als Instrument für Forschung und Lehre

Medizinische Forschung und Lehre lassen sich nur zum Teil theoretisch oder experimentell durchfuhren; das Studium des kranken Menschen und der Therapieversuch am Patienten sind für Forschung und Lehre unerlässlich (74,127).

Die Universitatskliniken sind auch im starken Masse Einrichtungen für Forschung und Lehre. Dem sozialen und dem betriebswirtschaftlichen Aspekt tritt hier die Forderung nach Ausbildung von Arzten, Pflegepersonal und technischem Personal und Erforschung medizinischer Zusammenhange zur Seite. Das Konzept und die Ausarbeitung eines Krankenhaus-Informationssystems haben auf diese Tatsache in starkem Masse Rucksicht zu nehmen. Gewisse Teile eines solchen Systems werden ausschliesslich fur die Lehre oder für die Forschung entwickelt werden mussen (z.B. computerunterstutzter Unterricht, statistische Programmsysteme u.a.m.).

Die allgemeinen Krankenhauser betreiben in der Regel Forschung und Lehre gar nicht oder nur in sehr eingeschranktem Masse. Im Normalfall haben die Arzte an solchen Krankenhausern praktisch keine Zeit, irgendwelche Forschung zu betreiben. Die Lehre beschrankt sich auf die interne Weiterbildung und Ausbildung von Assistenzarzten. Ein Krankenhaus-Informationssystem in einem solchen Krankenhaus braucht keine oder nur wenig Rucksicht auf Lehre und Forschung zu nehmen.

3.5. Informationsfluss im Krankenhaus

Informationen im Krankenhaus losen Handlungen aus; diese Handlungen erzeugen wieder Informationen fur andere am Informationsfluss beteiligte Personen. Die Gesamtheit aller Handlungen und durch Informationen erzeugten Aktionen bilden ein Regelsystem, das durch ein Krankenhaus- Informationssystem im Hinblick auf die Erreichung des oder der gesetzten Ziele gesteuert wird.

In seiner Gesamtheit wird das Krankenhaus durch eine Menge von Leistungsstellen reprasentiert. Leistungsstellen in diesem Sinne sind sowohl die einzelnen Pflegestationen als auch die verschiedenen Funktionsbereiche wie Laboratorien, Apotheke, Küche usw. Damit aber der Krankenhausbetrieb als solcher funktioniert, ist eine Vielzahl und Vielfalt von Tätigkeiten und Vorgangen notwendig, die sich innerhalb und zwischen den Leistungsstellen abspielen. Diese Tatigkeiten und Vorgange lassen sich zuruckfuhren auf die fünf (unter 2.4.4. naher erlauterten) verschiedenen Abläufe:

    Informationsfluss
    Patientenfluss
    Personalfluss
    Güterfluss
    Besucherfluss

Kosiol (75) mochte den Informationsstrom als speziellen Realguterstrom aufgefasst wissen, bei dem Informationen als immaterielle Realguter auftreten. Dieser besondere Realguterstrom uberlagert die anderen Strome derart, daß er sie in Bewegung setzt, anhalt und nach Art, Menge, Raum und Zeit lenkt. Eine Analogie dazu findet sich im menschlichen Organismus, in dem alle Organe vom Nervensystem und Hormonsystem gesteuert werden.

Der Informationsstrom dient der Kommunikation zwischen allen am Geschehen im Krankenhaus Beteiligten. Er kann in sehr verschiedener Form und über unterschiedliche Kanale geleitet werden. Die Abbildung von Reichertz (94, Seite 37) soll das verdeutlichen.

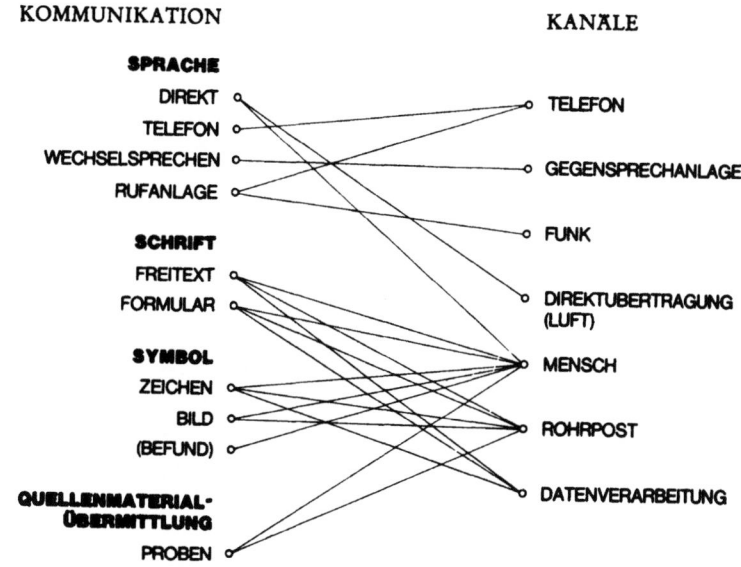

Abb. 1: Darstellung der Kommunikationsformen im
Krankenhaus (nach (94))

Von der betriebswirtschaftlichen Seite her ware noch der Kapitalfluss zu nennen. Da das Krankenhaus im Unterschied zur Unternehmung derzeit noch keine innerbetriebliche Leistungsverrechnung betreibt und dieses Problem somit auch keinen Einfluss auf den Informationsaustausch hat, wird dem Kapitalfluss im Krankenhaus bisher keine grosse Beachtung geschenkt.

Die verschiedenen Leistungsstellen treten in erster Linie durch Informationsaustausch miteinander in Verbindung, erst sekundär auch über die anderen Strome. Analog den Nervenbahnen des menschlichen Organismus verkorpert der Informationsstrom im Krankenhaus ein Netz aus Sensoren, Bahnen und Schaltstellen. Diesen entsprechen im Informationsstrom die Stellen, an denen Informationen entstehen (Informationsquellen) oder verbraucht werden (Informationssenken) oder die als Zwischenglieder Informationen weitergeben (Ubertragungsstrecken).

Informationen konnen über offizielle oder inoffizielle Informationswege ausgetauscht werden. Die offiziellen Informationswege sind vorgeschrieben bzw. vorgesehen, damit der betriebliche Ablauf funktioniert; sie mussen jedoch nicht unbedingt die besten sein. Inoffizielle Informationswege entstehen unvorhergesehen und ungeplant. Sie resultieren daraus, daß der Mensch das Bedurfnis nach

Kontakt und Meinungsaustausch hat, und aus der nicht zu erklärenden Sympathie und Antipathie im zwischenmenschlichen Bereich. Sie sind oft kürzer und besser als die offiziellen Informationswege. Für eine klare Strukturierung des Informationsflusses wirken sie sich aber oft als Hindernis aus.

3.5.1. Informationssektoren

Wie Abbildung 2 zeigt, setzen zielgerichtete Handlungen des medizinischen und administrativen Personals zur Erreichung des gesetzten Zieles einen Informationsfluss mit entsprechender Rückkopplung zwischen dem Patienten auf der einen Seite und dem Personal des Krankenhauses auf der anderen Seite voraus.

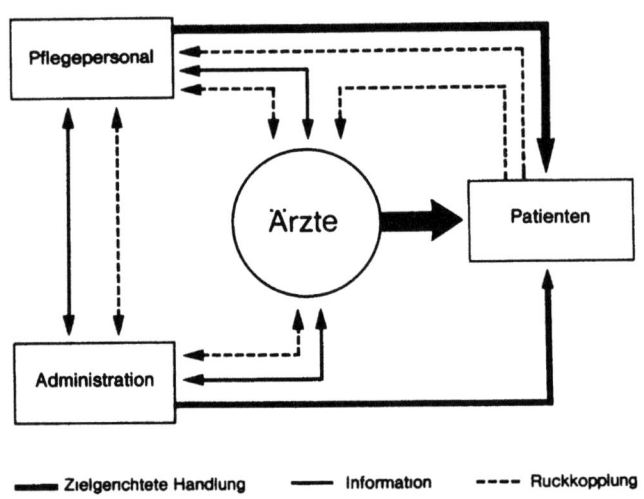

Abb. 2: Informationsfluss im Krankenhaus

Grundsätzlich sind dabei im Krankenhaus drei grosse Informationskreise zu unterscheiden: klinische Praxis (Pflege), Administration, medizinische Wissenschaft (Abb. 3). Diese drei Kreise sind in den Universitätskliniken sicher anders gewichtet als in den sonstigen Krankenhäusern. Der Bereich der Wissenschaft ist in allgemeinen Krankenhäusern nicht oder doch in weitaus geringerem Masse als in Universitätskliniken vorhanden.

Da im Normalfall Handlungen oder Anweisungen des
medizinischen Bereichs Handlungen des administrativen
Bereichs auslosen - in wenigen Fallen ist es umgekehrt,
z.B. lost der Aufnahmevorgang medizinische Handlungen
aus - werden sich die beiden Informationskreise 'Pflege'
und 'Administration' in bezug auf die Informationsinhalte
uberlappen. Der rein administrative Teil wird kleiner
sein als der mit dem Pflegesektor gemeinsame Teil.
'Pflege' und 'Wissenschaft' uberdecken sich nur wenig.

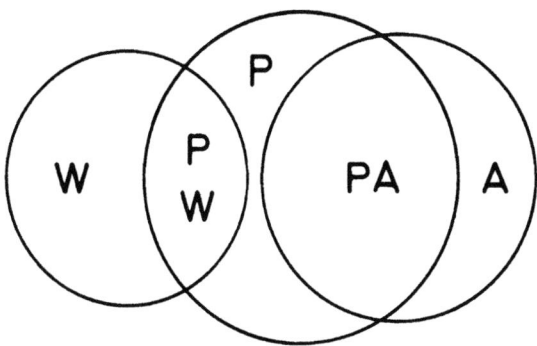

A = Administration
P = Klinische Praxis (Pflege)
W = Medizinische Wissenschaft

Abb. 3: Informationskreise

Die Annahme, daß sich die Informationskreise
'Wissenschaft' und 'Administration' nicht überschneiden,
ist nicht ganz zutreffend, da auch die Forschung Geld
kostet und dieses Geld im Normalfall von der
Klinikverwaltung verwaltet wird. Fur die hier zu
untersuchenden Tatbestande ist jedoch diese Überlappung
unerheblich, da es fur das anzustrebende Ziel - die
schnellere Heilung - nicht von Bedeutung ist, ob und wie
die Aufwendungen für die Forschungen in einem Krankenhaus
finanziert und abgerechnet werden. Im folgenden sollen die
einzelnen Informationskreise bzw. ihre Intersektionen in
bezug auf ihre Inhalte und die Relevanz zur Zielerreichung
näher untersucht werden.

3.5.1.1. Informationssektor 'Klinische Praxis'

Der Informationskreis 'Klinische Praxis' ist nicht sehr gross, da eine Aktion in der medizinischen Praxis fast automatisch irgendeine Reaktion im administrativen Bereich auslost, d.h. jede entstehende Information fur die medizinische Praxis ist zur gleichen Zeit eine Information für die Verwaltung. Es gibt nur wenige größere und zwei kleinere Problemkreise, die ausschliesslich oder uberwiegend dem Bereich der medizinischen Praxis zuzuordnen sind: Anamneseerhebung, Diagnosestellung, Krankenblattfuhrung, Epikrise (Arztbriefschreibung) und Patienteninformierung.

"Aus dem breiten Spektrum arztlicher Indikationen resultieren sehr unterschiedliche Methoden zur Erhebung der Krankengeschichte. Das Feld spannt sich von tiefenpsychologisch orientierten Anamnesen bis zu maschinellen Befragungssystemen." (Nüssel 87, Seite 269) Die Anamnese ist der Anfangspunkt der medizinischen Informationskette, die den gesamten Aufenthalt eines Patienten im Krankenhaus umschliesst.

Eine Anamnese wird nicht nur bei der Erstaufnahme, sondern als Zwischenanamnese auch bei jeder Wiederaufnahme im gleichen Krankenhaus erhoben. Wird ein Patient in ein anderes Krankenhaus aufgenommen, muss bis dato noch stets die gesamte Anamnese neu erhoben werden. Selbst wenn der Patient bereits Unterlagen von anderen Krankenhausern oder Arzten mitbringt, ist fast jedes Krankenhaus darauf bedacht, alle Daten in Form der eigenen Krankengeschichte zu erfassen und aufzubewahren. Diese Einstellung wird sich in hoffentlich nicht zu ferner Zukunft andern, wenn der Vorschlag von Larry Weed, dem Patienten seine gesamte Krankengeschichte auf maschinenlesbaren Datentragern mit nach Hause zu geben, Wirklichkeit wird.

Die Ermittlung einer Vielzahl von anamnestischen Tatbestanden als Basis fur die Diagnostik ist durch ungezieltes Befragen nicht exakt zu erreichen. Auch um diese Sachverhalte wissenschaftlich-statistisch auswerten zu können, muss die Anamnese standardisiert werden. Die Standardisierung ist ihrerseits die Voraussetzung fur eine Automatisierung.

Unter Diagnosestellung soll hier der Integrationsprozess verstanden werden, der beim Arzt ablauft, wenn dieser aus allen vorhandenen Daten, seinem Wissen und seiner

Erfahrung die Diagnose bildet. Diesen Diagnosebildungsprozess zu analysieren, um ihn auf einer elektronischen Rechenanlage simulieren zu konnen, ist eine der Aufgaben der Medizin und der Medizinischen Informatik der Gegenwart und Zukunft. "Little has been achieved so far in routine support of the actual decision making process in medicine. A systematic analysis and formalization of the decision making process is necessary, recognizing the various stages of the process and the utility that has to be provided. The development of medical informatics is necessary as the discipline to develop methodology and procedures." (Reichertz 96, Seite 83).

Das Gesamtgebiet der Medizin umfasst bei mehr als 60.000 Diagnosen und Syndromen (80), eine so grosse Zahl von zu beachtenden Zeichen bzw. Symptomenkombinationen, daß in absehbarer Zeit mit einer umfassenden Computer-Diagnostik nicht zu rechnen ist. Nur wenige Autoren halten die vollautomatische Diagnose in den nachsten 30 Jahren für realisierbar.

Realisierbar ist dagegen heute schon die Hilfe bei der Festlegung einer Diagnostikstrategie. Vorgehensweisen nach standardisierten Vorgaben (z.B. Verfahren B nicht vor A) sind in einem System ohne Schwierigkeiten zu implementieren.

Die therapeutischen Massnahmen am Patienten bauen im allgemeinen auf Anamnese und Diagnose auf. Da alle Therapieformen einen mehr oder weniger grossen Geldaufwand verursachen, werden sie in der Intersektion 'Administration und Klinische Praxis' abgehandelt.

Das Krankenblatt bzw. die Krankengeschichte ist wohl eines der wichtigsten Hilfsmittel für den behandelnden Arzt im Krankenhaus und fur die wissenschaftliche Auswertung.

Eine der ersten Personen, die die Notwendigkeit der Krankenblattführung als Voraussetzung einer klinischen Medizinalstatistik erkannte, diese propagierte und im Krim-Krieg 1859 mit selbstentwickelten Erhebungsbogen durchführte, war der 'Engel der Verwundeten' Florence Nightingale (25).

"Nach Schatzung von Koller (1963) werden in der Bundesrepublik jährlich rund 7 Millionen Krankenblatter geschrieben, in denen eine Unsumme von klinischen

Informationen und arztliche Erfahrung niedergelegt ist."
(Wagner 116, Seite 2). Inzwischen ist diese Zahl pro anno
auf weit uber 10 Millionen angewachsen.

Die Fuhrung von Krankengeschichten ist ein wesentlicher
Teil jedes Krankenhaus-Informationssystems. Die
Krankengeschichten sollten alle wichtigen Informationen
uber den Patienten enthalten und einen Uberblick uber den
Verlauf seines Zustandes wahrend seines
Krankenhausaufenthaltes geben. Eine Kurzfassung dieses
Überblicks wird normalerweise auch in Form des Arztbriefes
an den Hausarzt geschickt. Die Krankengeschichte oder
definierte Teile daraus werden ausserdem zu Statistiken
benutzt, die dem Arzt z.B. uber Erfolge oder Misserfolge
oder uber die Einsatzplanung eines Arzteteams (120,121)
Auskunft geben konnen. Derartige Statistiken konnen auch
Hinweise auf regionale Häufungen bestimmter Krankheiten
oder Zusammenhange zwischen Diagnosen und Einwirkungen von
äusseren Faktoren aufdecken.

Die maschinelle Verarbeitung von Daten aus der
Krankengeschichte gehörte zu den ersten Anwendungen von
Lochkartenverfahren auf dem medizinischen Sektor. Die
Zusammenstellungen von auf Lochkarten vercodeten Daten und
ihre anschliessende statistische Auswertung waren die
Vorlaufer der heutigen On-line-Systeme, die
Klartextaufnahme, Klartextsuche und Klartextausgabe
gestatten.

Ein Krankenhaus ohne gestaltlich vorhandene
Krankengeschichten ist heute in der Bundesrepublik
Deutschland noch nicht denkbar (87), in den Vereinigten
Staaten werden bereits elektronische Krankenhaus-
Informationssysteme praktiziert, in denen es keine
geschriebene Krankengeschichte mehr gibt (114).

Die vollständige Aufnahme der Krankengeschichte
einschliesslich aller vorhandener Röntgenaufnahmen,
Szintigramme, Angiogramme, Fieberkurven usw. in
elektronische Speichermedien ist technisch ohne
Schwierigkeiten moglich, hierbei ist als grosser Vorteil
zu vermerken, dass alle Daten eines Patienten geordnet und
sofort greifbar vorliegen. Diese Informationsmoglichkeit
ist in einem Krankenhaus mit herkommlichen
Krankenblattsystemen nur selten gewahrleistet.

Ein wichtiger Punkt der Analyse vor der Einfuhrung eines
rechnergestuzten Dokumentationssystems ist die Festlegung

der örtlichen und zeitlichen Verfügbarkeit der Krankenblattdaten, die in einem konventionellen System nur schwer (z.B. über Mikroverfilmung und Vervielfältigung oder Fernkopierer) erreicht werden kann.

Nach Entlassung des Patienten und Abschluss der Krankengeschichte wird die Epikrise geschrieben. D.h., im Regelfall wird der Arztbrief an den weiterbehandelnden Arzt der Krankengeschichte als Epikrise beigelegt. Die Arztbriefschreibung gehört zu den nicht gerade beliebten Aufgaben von Klinikärzten. Bei den immer weiter in den Vordergrund rückenden chronischen Krankheiten wird aber gerade die verzögerungsfreie Kommunikation zwischen Klinikarzt und niedergelassenem Arzt immer wichtiger.

Durch die oft langen Verzögerungen zwischen Entlassung und Arztbriefschreibung kommt es zu vermeidbaren Wiedereinweisungen und zusätzlichen Belastungen für den Patienten. Ein Beispiel (113) möge das verdeutlichen:

Wegen Verschlechterung seines Herzmuskelschadens wird ein Patient in eine innere Abteilung eines Krankenhauses eingewiesen. Dort wird eine Neueinstellung der medikamentösen Therapie mit Herzglykosiden durchgeführt. Der Patient wird nach erzielter Rekompensation entlassen. Der weiterbehandelnde Hausarzt hat meist wenig oder keine Informationen über die neue Therapie und/oder die neue Therapie ist nicht auf die Alltagsbelastung des Patienten eingestellt. Die sichere Folge ist ein Rückfall und erneute Einweisung ins Krankenhaus. Bei einer rechtzeitigen und ausführlichen Informierung des Hausarztes hätte die Wiedereinweisung vermieden werden können.

In einem integrierten System der Informationsverarbeitung im Krankenhaus soll der Arztbrief automatisch geschrieben und höchstens noch durch den Arzt (ggfs direkt am Bildschirm) geändert und/oder ergänzt werden. Eine gesonderte Datenerfassung für die Arztbriefschreibung darf nicht mehr erfolgen, da in einem integrierten Informationssystem bereits alle für die Briefschreibung benötigten Daten im Patientendatensatz enthalten sein müssen. Das durch die automatische Briefschreibung frei werdende Schreibpersonal kann z.B. ohne grosse Umschulung zur Datenerfassung eingesetzt werden.

Das Informationssystem muss, was häufig bei einschlägigen Betrachtungen ausser acht gelassen wird, den Patienten auch als empfangenden Teil mit einschliessen. Jeder Chirurg hat z. B. vor der Operation nach eingehender Informierung uber die Ziele der Behandlung und uber eventuelle Risiken die ausdruckliche Zustimmung des Patienten zu dieser und nur zu dieser Operation einzuholen. Die bis vor kurzem haufig geubte Praxis, dem Patienten schon bei der Aufnahme durch seine Unterschrift unter ein vorgedrucktes Formblatt die Zustimmung zur Operation abzuverlangen, wird standig weiter abgebaut.

Vor dem Einverstandnis zu einer Operation muss stets die eingehende Informierung des Patienten durch den Arzt stehen. Diese Information kann nur durch einen Arzt gegeben werden, der den entsprechenden Fall kennt und beurteilen kann. Als Hilfsmittel, sowohl fur den Arzt als auch für den Patienten, kann ein Informationssystem auf elektronischer Basis herangezogen werden. Als Ausgabe kann das eigentlich heute in jedes Krankenzimmer gehorende Fernsehgerat benutzt werden. Bildliche Darstellungen sagen dem Patienten auch fast immer mehr, als es die Worte des Arztes konnen. Das Fernsehgerat kann daruber hinaus auch der allgemeinen Unterrichtung und Fortbildung der Patienten dienen. Technische Systeme dafur in der Art des 'Video-Textes' sind heute verfugbar.

Zur Patienteninformierung gehort z.B. auch die rechtzeitige Bekanntgabe der Behandlungs- oder Untersuchungstermine, damit sich der Patient fruhzeitig darauf einstellen kann. Als Aufmerksamkeit gegenuber den Patienten, was seine innere Bereitschaft zur Gesundung fördern konnte, kann z.B. die Bekanntgabe des wöchentlichen Essenplanes und die Bekanntgabe der Dienstzeiten des fur ihn zustandigen Krankenhaus-Personals gewertet werden.

Insgesamt werden durch bessere Informierung beim Patienten Krafte aktiviert, die zur Erreichung des Gesamtzieles 'schnellere Heilung' wichtig sind. Die durch Nichtinformierung eventuell aktivierten Gefuhle - Angst, Frustration, Arger - konnen auf den Heilerfolg einen schadlichen Einfluss ausuben.

3.5.1.2. Informationssektor 'Administration'

An dieser Stelle sollen lediglich die Funktionen des Verwaltungsapparates angesprochen werden, die keine direkte Beziehung zum Patienten und auch keine direkte Beziehung zum Sektor der klinischen Praxis und damit zur Zielgroße haben.

Jede Krankenhausverwaltung hat, wie jede Betriebsleitung, allgemeine organisatorische Aufgaben zu erfullen, die dadurch notwendig werden, dass zahlreiche Personen in einem Betrieb zusammenarbeiten und dabei sehr viel Kapital- und Verbrauchsguter einsetzen.

"Der weite Aufgabenkreis, der damit gegeben ist, fuhrt wie in anderen Funktionskreisen zu einer arbeitsteiligen Differenzierung hohen Grades, deren sektoriale Gliederung im Einzelfalle unterschiedlich sein mag, generell jedoch, angesichts der Fulle und qualitativen Vielfalt der diesem Bereich zugehorigen Funktionen, unumganglich ist.

Diese Vielfalt lasst sich leicht an Hand einer Aufzahlung von Verwaltungsaufgaben demonstrieren, die sich bei M.A. Hay findet: Gebaudeerhaltung, Energieversorgung, Heizung, Anstaltskleidung, Wascherei, Arzneimittelbeschaffung, Finanzverwaltung, Anschaffungen, Personalbesetzung und -betreuung, Beschaffung von Nahrungsmitteln, Gehalts- und Lohnabrechnung, Gebaudereinigung, administrative Vor- und Fursorge für die medizinischen und medizinisch-technischen Abteilungen, Korrespondenz (fur Anstalt und Patienten), Registratur (Dokumentation), Sozialeinrichtungen (Kantine, Bibliothek) usw. Solche Aufzahlungen haben allerdings stets etwas mehr oder minder zufalliges an sich und lassen sich beinahe nach Belieben erweitern oder einengen" (Rohde 98, Seite 212).

Zu diesen Aufgaben gehoren auch so profane Dinge wie Kaminkehren, Schneefegen und Strassenreinigung; dazu gehoren ebenfalls die Organisation der Nachtwachterdienste und des Notdienstes der technischen Betriebe, wobei letztgenannter schon eine sehr wichtige Angelegenheit für Patienten und Personal sein kann, wenn z.B. (wie in Heidelberg geschehen) nachts wahrend einer Operation die Strom- und Notstromversorgung ausfallt, weil ausgerechnet im Umschaltaggregat fur die beiden Stromversorgungseinheiten ein Brand ausgebrochen ist.

Unter 'allgemeinen Organisationsaufgaben' ist die Summe

der Einzelteile des gesamten Arbeitsablaufes der betrieblichen Einheit 'Krankenhaus' zu verstehen. Ein Organisationsplan sollte so aufgebaut sein, daß alle Einzelplane integriert in durchsichtigem Zusammenwirken zum Wohle der Patienten ineinandergreifen und den gesamten Informationsfluss und die sich als Folge daraus ergebenden Handlungen steuern, soweit sie nicht direkt in den Sektor 'Klinische Praxis' eingreifen.

Die speziellen Belange einer Personalabteilung in einem Krankenhaus sind kaum anders als in einem offentlichen Verwaltungsbetrieb oder in einem nicht-produzierenden kommerziellen Betrieb. Stellenplanverwaltung und Berechnung bzw. Zahlung von Lohnen und Gehaltern sind die beiden Hauptaufgaben innerhalb dieses Informationssektors. Die Automatisierung dieses Teils der Verwaltungsaufgaben ist zum einen in Hinsicht auf die Offenheit und Freizügigkeit der Weitergabe von Informationen und zum anderen in Hinsicht auf die Speicherung personlicher Daten uberhaupt am starksten umstritten. Beide obengenannten Aufgabengebiete innerhalb der Personalabteilung lassen sich vorzüglich mit dem Computer bearbeiten und exakt steuern (92).

Durch die Stellenplanfuhrung mittels Computer konnen darüber hinaus sogar personelle Engpasse abgebaut werden. In einem grossen Krankenhaus kann so die naturliche Fluktuation (mit oft nicht sofort wieder besetzten Stellen) zur Einstellung sog. 'Springer' ausgenutzt werden, die für langere Zeit immer wieder auf kurzfristig freie Stellen gesetzt werden konnen.

Ein anderer Teil der Aufgaben in einer Personalabteilung, die Personalaktenführung und -aufbewahrung, lasst sich nur zu einem geringen Teil mit Datenverarbeitungsanlagen unterstutzen. Die am schwierigsten in ein automatisiertes Informationssystem zu bringende Aufgabe einer Personalabteilung durfte der Sektor der Sozialarbeit sein.

Das Rechnungswesen der Krankenhauser ist - soweit es sich um Krankenhauser mit offentlichen Tragern handelt - in der Bundesrepublik Deutschland im Prinzip uberall gleich. Die staatlichen Stellen der Bundesrepublik benutzen die ausgangs des Mittelalters in Oberitalien entwickelte kameralistische Buchhaltung. Das kameralistische Rechnungswesen stellt an die Datenverarbeitung keine hohen Anforderungen. Die durch neuere Gesetze verlangte Umstellung auf das kaufmannische Rechnungswesen (einschliesslich Kostenrechnung und Anlagenbuchhaltung) ist noch nicht uberall eingeführt. Fertige Programmpakete (wie FINK und IDIK) sind auf dem Markt erhaltlich.

Die Aufstellung des Jahresetats und die Jahresabrechnung sind in der Kameralistik ebenso einfach durch die EDV zu erledigen wie normale Buchungen fur Aus- und Einzahlungen und entsprechende Umbuchungen.

Ein krankenhausspezifischer Handlungs- und Informationskreis, der nur bedingt eine Bedeutung für den Patienten und damit für den medizinischen Bereich hat, ist die Abrechnung der im Krankenhaus entstandenen Kosten mit den entsprechenden Kostentragern. Normalerweise erfolgt diese Abrechnung fur stationäre Patienten nach fixen, pauschalen Tagessatzen. Als Nachweis fur die Hohe des Pflegesatzes und als Unterlage fur die Verhandlungen zwischen Krankenhaus (bzw. Krankenhaustrager) und Krankenkassen uber die Hohe des zukunftigen Pflegesatzes mussen jedoch detaillierte 'Selbstkostenblatter' geführt werden.

In Krankenhausern ohne EDV-Einsatz sind standig einige Personen nur damit beschaftigt, die einzelnen erbrachten Leistungen in diese Selbstkostenblatter einzutragen. Die Fehlermoglichkeiten - nicht erfasste Leistung, falsche Bewertung, Rechenfehler, zu spat gestellte Rechnungen auch bei Selbstzahlern - sind so gross, daß in praxi den Krankenhausern ein grosser Teil der ihnen zustehenden Gelder verloren geht, oder zumindest so spat eingeht, daß ein erheblicher Zinsverlust eintritt

Die Pflegesatzberechnung findet allerdings immer nur retrospektiv statt. Erst durch die Verhandlungen zwischen Krankenhaus und Kostentragern wird auf der Basis der retrospektiv errechneten Pflegesatze des abgelaufenen Jahres der zukunftige Pflegesatz festgelegt. Dieses Verfahren ist fur das Ziel der Eindammung der Kostenflut nicht gut geeignet, da hierbei erst retrospektiv auf die Kostenentstehung geachtet wird. Das Verfahren erzieht nicht zum Kostendenken auf allen Ebenen.

Die normalerweise nicht sehr gute Kommunikation zwischen den Orten der Leistungsentstehung und der Kostenabrechnung wird mit den standig steigenden Anforderungen an Labors, Rontgenabteilungen und alle anderen Leistungsstellen durch Menge, Vielfalt und Komplexitat immer schlechter.

Ein elektronisches Datenverarbeitungssystem unterstutzt die vollstandige Erfassung aller Leistungen und eine fehlerfreie Berechnung. Die Kosten des Aufwands fur eine DV-Anlage werden hier z.T. durch Fehlerverminderung, vollstandige Erfassung und rechtzeitige Rechnungsschreibung (Zinsgewinn) aufgefangen. Daruber hinaus ist in praxi die Einfuhrung der kaufmannischen Buchhaltung mit exakter Kostenrechnung ohne Einsatz der elektronischen Datenverarbeitung aus Grunden des Personalmangels überhaupt nicht denkbar.

Der Informationskreis der technischen Betriebsstatten eines grossen Krankenhauses oder eines gesamten Klinikums unterscheidet sich in bezug auf den Inhalt nur unwesentlich von demjenigen grosser Burohauser, Fabrikgebaude etc. In bezug auf die Exaktheit des Funktionierens und auf die Genauigkeit einzuhaltender Regeln (z.B. Temperatur, Luftfeuchtigkeit u.a.m.) stellt allerdings das Krankenhaus normalerweise wesentlich hohere Anspruche. Nicht einwandfrei funktionierende elektrische Gerate z.B. konnen todlich sein. Wahrend in einem Produktionsbetrieb durch betriebstechnische Pannen dieser Art höchstens einige Produktionsstunden ausfallen, konnen z.B. nicht richtig gewartete Klimaanlagen im Krankenhaus zur Bakterienverseuchung eines ganzen Operationstraktes führen und hohe Operationsmortalitaten oder zumindest stark verlängerte Liegezeiten hervorrufen.

Das Vorhandensein und das Funktionieren von technischen Geraten im Krankenhaus ist fur viele Kranke lebenswichtig; ihre Einsatzfahigkeit muss daher einer standigen Uberwachung (Wartung) unterliegen. Aufgaben dieser Art sind durch EDV-Anlagen hervorragend zu losen (125).

Der Begriff 'Technischer Betrieb' umfasst in erster Linie die Gebaudeerhaltung, Gebaudereparatur und Wartung aller technischen Anlagen (medizinisch-technische Gerate, Heizung, Klimaanlagen, Fahrstuhle, Telefon usw.) Durch die Anwendung moderner Methoden des Operations Research konnen z.B. per Computer Wartungsplane ausgearbeitet werden, die ein Optimum der Erhaltung und Anwendungsbereitschaft garantieren.

Die Lagerhaltung und die Uberwachung des Lagers fur Verschleissteile ist eine weitere Aufgabe der technischen Betriebsstatten, die sehr viel Geld verschlingen kann, wenn nicht durch geeignete Methoden optimale Lager- und Losgroßen gefunden werden. Diese optimalen Großen sowie

weiterhin Einsatzplane von Bereitschaftsdiensten konnen
ebenfalls gut mit Hilfe der EDV berechnet und erstellt
werden (28).

In diesen Informationssektor gehort auch die Steuerung der
Besucherstrome. In einem grossen Krankenhaus, das haufig
aus einem einzigen Gebaude besteht, haben es Besucher oft
nicht leicht, den zu Besuchenden zu finden. Ein Terminal
in der Pförtnerloge oder zumindest eine taglich neue
alphabetische Liste der Patienten mit Station und
Zimmernummer kann für die Steuerung der Besucherstrome
eine grosse Hilfe sein. Dabei muss allerdings beachtet
werden, daß sog. VIP's und Personen, die andere
berechtigte Grunde der Geheimhaltung haben, nicht in den
Listen oder bei der Dialogsuche erscheinen.

3.5.1.3. Informationssektor 'Medizinische Wissenschaft'

Der Informationssektor 'Medizinische Wissenschaft' bildet
den Hauptunterschied zwischen einem allgemeinen
Krankenhaus-Informationssystem und einem solchen System in
einem Universitatsklinikum. Im durchschnittlichen
'Allgemeinen Krankenhaus' spielt dieser Sektor keine so
grosse Rolle wie in einer Universitatsklinik, die auch
wissenschaftliche Aufgaben zu erfullen hat und in der die
Voraussetzungen zum wissenschaftlichen Arbeiten gegeben
sein mussen. Generell ist unter diesem Punkt die Suche
nach neuen Erkenntnissen zum Wohle der zukunftigen
Patienten zu verstehen.

Drei Hauptbereiche sind so umfangreich und wichtig, daß
sie im einzelnen behandelt werden sollen: der
diagnostische Prozess, die Beurteilung der Therapie und
die Bewaltigung der Literatur. (Weitere Einzelheiten sind
unter 3.5.1.5. Intersektion 'Wissenschaft' und 'Klinische
Praxis' angesprochen.)

Die Universitätskliniken mit ihrem Doppelauftrag, neben
der Patientenversorgung auch Forschung und Lehre zu
betreiben, sind die Hauptträger der medizinischen
Wissenserweiterung, wobei durch die Uberfullung der
Universitäten die gleichzeitige Erfullung der beiden
Aufgaben immer schwieriger wird. Alle Mittel, die hier
Abhilfe schaffen konnen, sollten dankbar entgegengenommen
werden. Einige Beispiele sollen die Breite der
Einsatzmoglichkeiten der elektronischen Datenverarbeitung
zeigen.

Im Klinikum Grosshadern ist vom Auftrag her (Staatsministerium für Unterricht und Kultur) der Einbindung der 'Wissenschaft' in das DV-System Rechnung getragen worden. Auch die Lehre wird unterstutzt, z.B. durch die Erstellung und Auswertung von Multiple-Choice-Prüfungen (54,107).

In Wien ist ein interaktives computerunterstutztes Unterrichtssystem (ICUS) in die Praxis des Anatomie-Unterrichts eingesetzt, mit dem gute Erfahrungen gemacht wurden. Auch in der Bundesrepublik, in Japan und den USA sind an einigen Stellen solche Systeme in Anwendung (2).

In der Immunologie und in der DNA-Sequenzierung dienen sehr haufig Fotos von radioaktiv markierten Gelen als Basis des weiteren Arbeitens. Eine Bildauswertung mit Hilfe eines Rechners kann hier einen enormen Zeitgewinn erbringen.

Diese wenigen Beispiele sollen stellvertretend fur die Vielfältigkeit des Einsatzes elektronischer Hilfsmittel in der medizinischen Forschung und Lehre genannt sein (119).

Auch bei der Anamneseerhebung ist die Entwicklung neuer standardisierter Verfahren ohne Einsatz eines Computers kaum denkbar. Die Fulle der aus dem medizinischen, soziologischen und psychologischen Bereich zu erfragenden Tatbestande und die weitgehende Unkenntnis der Zusammenhange zwischen den einzelnen Faktoren zwingt, neue Wege bei der Erhebung einzuschlagen, die den Arzt auch von einem Grossteil der Routinefragen entlasten konnen (87).

Der Diagnosebildungsprozess ist ein Prozess der Informationsverarbeitung im menschlichen Gehirn mit der Fahigkeit der assoziativen Verknupfungen - die im Computer zur Zeit noch wenig realisiert ist. Der Arzt bildet seine Diagnose, ohne sich zu fragen, auf welchen Denkwegen und uber welche Schlusse er dazu gekommen ist. Assoziative Verknupfungen von Erfahrungen, Erlerntem und Vermutungen ergeben erste Hinweise, die meist durch gezielte Fragen oder Untersuchungen erhartet werden. Dieser Prozess endet bei diagnostischen Raritaten mit unbestimmten Symptomen nicht selten in einer Sackgasse. Nur schwer wird in solchen Fallen noch der richtige Weg gefunden.

Sehr nachteilig macht sich hier bemerkbar, daß es in der

Medizin kein allgemeingültiges Diagnosensystem mit einheitlicher nosologischer Systematik gibt. Die im Einzelfalle vorhandenen oder nicht vorhandenen Symptome sind keine eineindeutigen, ja nicht einmal eindeutige Hinweise für eine bestimmte Diagnose oder für den Ausschluss bestimmter Diagnosen. Nur selten lassen sich eindeutige Zuordnungskriterien dieser Art finden.

Das heutige Lehrgebaude der Medizin ist nicht dazu geeignet, korrekte Diagnosen generell mit dem Computer zu stellen. Für ein Krankenhaus-Informationssystem in einer Universitatsklinik muss vorgesehen werden, daß Versuche mit grossen Dateien und deren statistische Bearbeitung ohne Schwierigkeiten durchgeführt werden können, um Ansatzpunkte für eine Diagnosehilfe mittels Computer zu finden.

Die Hauptaufgabe des Arztes besteht in der nach bestem Wissen und Gewissen durchgeführten Behandlung des kranken Menschen. Die Schwierigkeit dabei besteht darin, den Wert der arztlichen Behandlung objektiv und richtig zu erkennen. Bei den meisten chirurgischen Eingriffen kann der gewünschte Erfolg ziemlich sicher festgestellt werden. Diese Aussage gilt allerdings schon nicht mehr bei chirurgischen Eingriffen wegen bosartiger Tumoren oder bei der Transplantations-Chirurgie. Hier sind echte Heilerfolge oft erst nach vielen Jahren feststellbar.

Normalerweise ist es nicht einfach, den Erfolg einer speziellen Therapie bereits bei der Entlassung des Patienten zu konstatieren. Noch schwieriger sind generelle Aussagen für oder gegen die Wirksamkeit einer Therapie oder der Vergleich zweier Therapien. Die fundiertesten Aussagen gestatten zweifellos nach den Kriterien der Versuchsplanung durchgeführte Vergleichsreihen. Exakte Versuchspläne sind aber oft nicht durchführbar, weil dem Arzt aus berufsethischen Gründen die zufällige Zuordnung der Patienten zu den Therapiereihen - beispielsweise bei lebensbedrohlichen Zuständen - nicht möglich ist (74).

Ein Ausweg besteht dann nur in der Sammlung und Auswertung klinischer Daten, wobei man versucht, an genügend grossem Material mit statistischen Methoden Anhaltspunkte für die Überlegenheit der einen oder anderen Therapie zu gewinnen. Die Planung und der Aufbau klinischer Datenbanken, gegebenenfalls die Durchführung einer exakten Versuchsplanung und die Testung der Beobachtungsergebnisse gehören in den Rahmen des Informationssektors

'Medizinische Wissenschaft'. Diese wissenschaftlichen Aktivitaten wurden seit der Verfugbarkeit des Computers wesentlich intensiviert.

Ein weiteres Problem im wissenschaftlichen Bereich ist die Bewaltigung der Literatur. In der medizinischen Fachliteratur erscheinen jahrlich nach neuesten Schatzungen ca. 300.000 Publikationen. Der einzelne Wissenschaftler kann meist selbst die Literatur seines engeren Fachgebietes nicht mehr luckenlos uberblicken. Z.B. in der Krebsforschung erscheinen ca. 20.000 Arbeiten pro Jahr. Der Gesamtausstoss an medizinischer Literatur steigt noch weiter an, vorerst ist kein Ende dieses Trends abzusehen.

Umfassende Literaturdienste auf elektronischer Basis wie z.B. MEDLARS (Medical Literature Analysis and Retrieval System) der National Library of Medicine, ASCA (Automate Subject Citation Alert) vom Institute for Scientific Information oder das System der hollandischen Excerpta Medica Foundation versuchen, die Informationslucken der Mediziner zu decken.

Leider sind diese Dienste fur die Spezialgebiete oft nicht informativ genug, da sie (z.B. ISI) entweder nur Stichworter aus den Titeln entnehmen und damit den Inhalt der Arbeiten nicht detailliert erfassen oder (z.B. MEDLARS) allzu globale Schlagworter vergeben, die dem Fachmann das Herausfinden wirklich relevanter Arbeiten kaum gestatten.

Die Entwicklung der letzten Jahre hat gezeigt, daß neben den umfassenden und wenig spezifischen Systemen auch das Bedürfnis nach spezialisierten, fachspezifischen Literaturdokumentationssystemen, die national oder international unter Mitarbeit einschlagig arbeitender Wissenschaftler tief indexierte Arbeiten in Datenbanken vorratig halten, immer wichtiger wird. Ein solches System ist z.B. das fur die Krebsforschung entwickelte deutsch - franzosische Projekt CANCERNET (ehemals SABIR - System Analytique de Bibliographie, Information et Recherche) mit seinen Schwerpunkten im Institute Gustave Roussy in Villejuif (bei Paris) und im Deutschen Krebsforschungszentrum in Heidelberg (118).

Spezielle Literaturbanken mit bis zu 100.000 Referenzen fur ein Spezialgebiet lassen sich schon mit relativ kleinen Rechnern und entsprechenden Programmen verwalten und schnell durchsuchen. Kostenfragen sollten bei der Diskussion dieser Tatbestande keine grosse Rolle spielen. Die aus Unkenntnis der Literatur durchgefuhrte Wiederholung von kostspieligen Versuchen ist wesentlich teurer als die Literaturdokumentation und -recherche mittels EDV.

3.5.1.4. Intersektion 'Klinische Praxis' und 'Administration'

Dieser Informationssektor ist der eigentlich krankenhausspezifische und am starksten auf das Gesamtziel ausgerichtete Teil eines generellen Informationssystems. Es ist gleichzeitig der umfangreichste Teil jedes Krankenhaus-Informationssystems, da fast jede Handlung des Arztes oder des Pflegepersonals einen Verwaltungsakt auslöst.

Leider ist trotz dieser Tatsache in den wenigsten Fallen eine enge Kooperation mit einer sinnvollen Kopplung der Informationsbereiche unter Wahrung des Datenschutzes und der arztlichen Schweigepflicht durchgefuhrt. Bei den meisten bisher in Krankenhausern implementierten DV-Anlagen gibt es entweder nur ein administratives DV-System oder ein medizinisches DV-System oder zwei getrennte Systeme. Wenn man sich die Praxis ansieht, muss man zu dem Ergebnis kommen, daß viele Beteiligte am Kommunikationssystem in den Krankenhausern noch nicht begriffen haben, wie teuer und ineffektiv eine solche parallele Arbeitsweise auf die Dauer sein muss.

Ausnahmen im positiven Sinne sind allerdings zu verzeichnen. Als ein Beispiel soll das System im Klinikum Göttingen aufgeführt werden. "Aus der Erkenntnis heraus, daß die administrativen Aufgaben nur den ersten Schritt in Richtung auf ein integriertes Informationssystem im Krankenhaus darstellen konnen, wurde der Einsatz von Datenendgeraten bis auf den Ort der Entstehung medizinischer Daten - die Stationen - ausgedehnt. Dieses ermoglicht Daten sowohl zu erfassen als auch on-line zur Verfugung zu stellen" (Ehlers 35, Seite 25).

Die Kette der Informationsverarbeitung beginnt mit der Aufnahmeprozedur, die ein rein verwaltungstechnischer Akt ist. Der Aufnahmevorgang lost krankenhausintern eine vorbestimmte Folge von Informationssammlungen und Handlungen aus, die in erster Linie administrativ sind gleichzeitig aber wird die medizinische Datensammlung (Anlage eines Krankenblattes) begonnen. Die Vollstandigkeit der beim Aufnahmevorgang benotigten Daten wird meist noch durch das Ausfullen fest vorgegebener Formularsatze erreicht. Das Schema der Formularsatze lasst sich aber leicht auf ein Terminal fur den Dialog mit einem Computer ubertragen.

Mit dem Aufnahmevorgang werden uber die ublichen Personaldaten hinaus eine Reihe von Informationen erhoben, die sowohl administrative als auch medizinische Relevanz haben: Kostentrager, ggfs Einweisungsdiagnose, nachste Angehorige, einweisender Arzt, Hausarzt, Gefahrdungsgroßen usw.

Bei diesem administrativen Akt werden bereits Entscheidungen gefallt, die unter Umstanden einen Einfluss auf den Heilungsprozess (Zielvariable) haben konnen. Z.B. kann durch die Einweisung des Patienten in eine bestimmte Station (und damit zu Arzten, die zufallig viel oder wenig uber dessen Krankheit wissen), die Diagnosefindung - und damit der Beginn einer effektiven Therapie - wesentlich beschleunigt oder verzogert werden.

Bei der Verwirklichung einer Patientenaufnahme im Dialog mit einem Rechner sollte der Patient vor dem Beginn der Aufnahmeprozedur nach seinem Einverstandnis fur die Verarbeitung aller seiner Daten im Computer gefragt werden. Die herrschende Rechtsmeinung geht allerdings davon aus, daß ein Patient im Krankenhaus damit rechnen muss, daß seine Daten in einem Rechner gespeichert und verarbeitet werden. Die elektronische Datenverarbeitung gehort nach dieser Rechtsauslegung zu den dienstlichen Obliegenheiten in einem Krankenhaus. Es durfte m.E. aber dem Willen des Gesetzgebers eher entsprechen, den Patienten vorher zu fragen oder wenigstens zu informieren.

Ein Informationsvorgang, der normalerweise schon vor der Aufnahme geschieht (falls es sich nicht um eine Notaufnahme handelt), ist die Prufung und Festlegung, in welches freie Bett der Patient zu legen ist. Fehler, die durch manuelle Verfahren der Bettenverwaltung auftreten, sind oft nur durch grosse Muhen wieder auszugleichen.

Dateien, die in ihren speziellen Teilen jeweils immer nur von der zustandigen Station - bei Ausserdienstsetzung oder Indienststellung von Betten - oder vom Aufnahmeburo zu verändern sind, konnen praktisch nicht falsch geführt werden. Veranderungen der Bettenbelegungsdatei erfolgen hierbei automatisch mit der Aufnahme bzw. mit der Entlassung der Patienten. Planungen konnen durch rechtzeitige Eingabe von voraussichtlichen Entlassungsterminen durch die Stationen wesentlich effektiver durchgeführt werden. Im Monmouth Hospital, Long Branch, N.Y., tragt sich z.B. die eingesetzte Datenverarbeitungsanlage zu einem grossen Prozentsatz allein schon durch die bessere Bettenauslastung.

Diese zentrale Bettendatenbank kann z.B. zusätzlich die vorgesehene Kostform fur den Patienten enthalten. Damit konnen - wie es in Gottingen geschieht (37) - ohne weitere Personalaktivitaten (d.h. ohne zusatzliche Datenerfassung) die lochkartengesteuerten Fliessbander des Tablettiersystem in der Kuche gesteuert werden.

Die tagliche Stationsarbeit verlangt sowohl vom Arzt als auch von den Pflegepersonen die Erfassung und Verarbeitung einer grossen Zahl von Detailinformationen. Im einzelnen handelt es sich bei der 'Stationsroutine' um alle Informationen und Handlungen, die vom arztlichen und vom Pflegepersonal am Kranken und fur den Kranken erhoben bzw. erbracht werden. Waschen, Temperatur messen, mit Medikamenten versorgen, mit Nahrung versorgen, verbinden, untersuchen sind nur einige Tatigkeiten des Arztes und der Schwestern, bei denen Informationen anfallen bzw. vorhandene Informationen weiterverarbeitet werden.

Diese Informationen stehen aber zum grossen Teil nicht jederzeit allen Personen uneingeschrankt zur Verfugung; zudem sind die festgehaltenen Daten u.U. durch mehrmaliges Ubertragen mit Fehlern behaftet. Ein Teil der an anderer Stelle erhobenen Informationen erreicht zudem nie die Krankengeschichte. Diese Insuffizienzen konnen weitgehend durch Automatisierung des Informationsflusses und der Informationsverarbeitung ausgeschaltet werden.

Die Menge der vom Patienten gewonnenen Informationen steigert sich noch erheblich, wenn es sich um lebensgefährlich Erkrankte, Kranke im Schock oder Frischoperierte handelt. Bei diesen Patienten sind nicht nur ständig Temperatur und Puls zu messen, sondern auch EKG, Blutdruck, Blutzusammensetzung und Venendruck, haufig auch Harnausscheidung und Atmung zu uberwachen. Der personelle Aufwand fur eine moderne Intensivuberwachung ist so gross, daß in praxi eine solche umfassende Uberwachung manuell nicht durchgeführt werden kann.

ökonomisch sinnvoll und auch mit relativ geringem Personalaufwand durchführbar ist die Intensivpflege erst mit der Einführung von Datenverarbeitungsanlagen geworden, die diese Funktionen automatisch übernehmen, automatisch kontrollieren und nur in Krisensituationen menschliches Eingreifen erfordern.

Der weitaus aufwendigste Informationssektor ist der Bereich der Untersuchungen des Patienten. Die Untersuchungen dienen der Bestätigung eines schon bekannten bzw. der diagnostischen Abklärung eines noch nicht bekannten Krankheitsbildes und der Überprüfung des Therapieverlaufs. Die Stellung der Diagnose ist die sinnvolle Voraussetzung jeder Therapie. Fast alle diagnostischen Untersuchungen sind aber auch für die Administration wichtig, da sie Kosten verursachen und diese Bestandteil des Selbstkostenblatts werden müssen.

Nur durch ein integriertes Informationssystem ist eine (für einige Bereiche - z.B. Krebs - äusserst wichtige) standardisierte Diagnostik zu erreichen und zu überwachen. Den Vorteil einer standardisierten Diagnostik hat nicht nur der Patient, der sich darauf verlassen kann, daß das für die Diagnose nötige für ihn getan wird, sondern ergibt sich auch für die Volkswirtschaft, da keine unnötigen Diagnostikverfahren angewendet werden.

Darüber hinaus ist die Standardisierung nicht nur in der Art, sondern auch in der Abfolge der einzelnen Verfahren durchzuführen. Das Verfahren 'D' darf erst angewendet werden, wenn 'A', 'B' und 'C' keine Ergebnisse oder keine ausreichenden Ergebnisse für zu treffende Entscheidungen gebracht haben. Ein derartiges System wird z.Z. in den städtischen Krankenanstalten Augsburg in einer kardiologischen Abteilung mit über 30 diagnostischen Verfahren ausgearbeitet (6,23).

Auch bei Laborgemeinschaften von niedergelassenen Ärzten, die ihre Organisation und Dokumentation auf Rechnerbasis umgestellt haben, sind Bestrebungen im Gange, Laboranforderungen nur noch in fest vorgegebener hierarchischer Struktur zu bearbeiten. Solche Bemühungen zur Standardisierung diagnostischer Verfahrensabläufe können dazu beitragen, die weiterhin steigenden Kosten im Gesundheitswesen einzudämmen.

Die Basis der Datensammlung, die zur Stellung einer

Diagnose benötigt wird, ist neben den anamnestischen Angaben die klinische Untersuchung durch den Arzt. Bei der Eingangsuntersuchung wird der Einlieferungsstatus eines Patienten erfasst, der bei der Entlassung auch als Vergleich für die Bewertung eines Erfolges oder Misserfolges der Behandlung herangezogen wird. Statusvergleiche dieser Art für eine effiziente Therapiekontrolle sind nur mit standardisierten Daten bzw. Verfahren möglich. Die Standardisierung ist eine wesentliche Voraussetzung zur Einführung moderner informationsverarbeitender Methoden.

Die Informationsgewinnung und -verarbeitung durch klinische Untersuchungen geschieht noch in fast allen Krankenhäusern nur für wenige Datenarten oder Datenblöcke standardisiert. Durch eine sinnvolle standardisierte Erhebung und Dokumentation kann die Fehlerrate und die Fehlermöglichkeit bei der Datenspeicherung und bei der Datenweitergabe wesentlich geringer gehalten werden (62).

Meist wird durch freie schriftliche Eintragungen in dafür vorgesehene Zeilen eines Formulars versucht, auffällige Merkmale festzuhalten. Leider wird nur selten vermerkt, ob alle nicht beschriebenen Merkmale nicht untersucht wurden oder nur nicht auffällig waren. Durch ein entsprechend gestaltetes Formular oder durch Einschaltung eines entsprechenden Computerprogramms zur Unterstützung des Arztes kann dagegen standardisiert ein Routineprogramm zur Datenerhebung ablaufen, bei dem keine Fragen oder Untersuchungen vergessen werden (77).

Dieses Vorgehen ist nicht nur für den einzelnen Patienten im Hinblick auf Diagnostik und Therapie wertvoll, sondern ermöglicht auch erst eine sinnvolle Auswertung der so gesammelten Daten. Vielleicht führt dieses Verfahren anfänglich zu Mehrausgaben; insgesamt aber ergibt sich durch schnellere und sicherere Diagnosen für Patienten, Kostenträger und Gesellschaft ein positiver Saldo.

Die klinisch gewonnenen Daten werden in der Regel durch Röntgenaufnahmen, EKG, EEG, Angiographie usw. ergänzt, wobei die Subsumierung dieser physikalisch-technischen Untersuchungsmethoden unter 'Klinische Untersuchungen' als Gegensatz zu den 'Laboruntersuchungen', bei denen Stoffe oder Ausscheidungen des Patienten ausserhalb seines Körpers untersucht werden, verstanden wird.

Allen Laboruntersuchungen gemeinsam ist die relative

zeitliche und räumliche Unabhängigkeit der Erhebung der Daten vom Patienten. Im Gegensatz zu den obengenannten 'Klinischen Untersuchungen' handelt es sich bei den Laboruntersuchungen fast immer um standardisierte Handlungen, standardisiert sowohl in der Durchführung als auch in der Dokumentation. Übertragungsfehler lassen sich hierbei viel leichter kontrollieren und damit auch in ihrer Frequenz herunterdrücken (81). Laboruntersuchungen sind wegen der Standardisierung wesentlich leichter einer Automatisierung und einem Computereinsatz zugänglich als klinische Untersuchungen.

Die Anzahl der pro Patient anfallenden Labordaten steigt seit Jahren in starkem Masse. Die Bezugnahme der Diagnose auf die Ergebnisse der Laboratorien nimmt ständig zu. Eine zunehmende Automatisierung auf diesem Sektor ist nicht mehr aufzuhalten und im Sinne der oben beschriebenen Vorteile für Patienten und Kostenträger auch zu fordern. Auf diesem Sektor werden von den Herstellerfirmen bereits seit Jahren zahlreiche mehr oder weniger ausgereifte Software-Systeme angeboten.

Histo-pathologische Untersuchungen sind für den behandelnden Arzt und erst recht natürlich für den Patienten von eminent wichtiger Bedeutung in Hinblick auf Diagnose und Prognose. An zwei wesentlichen Aspekten soll die Unterstützung durch informationsverarbeitende Maschinen erläutert werden.

Da einerseits die histo-pathologischen Untersuchungen nur selten direkt in den Räumen einer Klinik durchgeführt werden, und andererseits der organisatorische Aufwand in einer größeren Pathologie nicht unerheblich ist, können zur Überwindung von Mengen- und Zeitproblemen EDV-Anlagen eingesetzt werden. Insbesondere muss hier die automatische Befundschreibung erwähnt werden.

Darüber hinaus kann ein Referenzsystem erstellt werden, mit dessen Hilfe sich der Histologe in kurzer Zeit Vergleichspräparate heraussuchen lassen kann. Ein solches System ist natürlich gerade auch in der Lehre sehr gut einzusetzen.

Ein spezielles System der Patient Care ist die Nachsorge und Überwachung von bestimmten Patientengruppen für die schon spezielle Computerprogramme existieren (58). Hierbei ist in erster Linie an Tumorpatienten zu denken; aber auch für andere Patienten (z.B. Herz-/Kreislaufkranke,

Nierenkranke, Rheumakranke, Zuckerkranke, Anfallskranke) setzt sich (zumindest in den Universitatskliniken) eine spezielle nachsorgende Weiterbetreuung durch (100).

Ein funktionierendes Geschwulstregister fur die Nachsorge ist z.B. an der Chirurgischen Universitatsklinik in Heidelberg schon in den 60er Jahren entwickelt worden. Das Register hat alle Tumorkranken der Chirurgischen Universitatsklinik seit 1943 erfasst (19).

Ein solches System darf sich nicht nur auf die Ein- und Ausgabe von Daten, Tabellenerstellung und Retrieval beschranken, sondern muss zusatzlich ein Mahn- und Einbestellungssystem beinhalten. Bei jedem Besuch setzt der behandelnde Arzt einen Termin fur den nachsten Vorstellungsbesuch fest; zwei Wochen vor diesem Termin schreibt das Bestellsystem automatisch einen Einbestellungsbrief an den Patienten. Erfolgt nach dem festgesetzten Termin keine Eintragung in den Datensatz, gibt das System nach einiger Zeit eine Mahnung an das Register und schreibt einen zweiten Brief. Die Mitarbeiter entscheiden daraufhin, ob der Brief abgeschickt wird oder ob beim Hausarzt oder bei der zustandigen Behorde nachgefragt wird, ob der Patient eventuell verstorben ist.

Beim Betrieb eines solchen Systems muss erreicht werden, daß der Tod eines in Uberwachung stehenden Patienten an das Register gemeldet wird, um Aufforderungen zur Nachuntersuchung an Verstorbene zu vermeiden.

Fur Nachsorge-Patienten muss durch einen speziell gesetzten Schalter im Datensatz der allgemeinen Patientendatei gewahrleistet werden, daß diese Daten nicht aus der aktiven Datei, die sich auf Direktzugriffsspeichern befindet, in die ruhende Datei, die auf Magnetbandern gespeichert ist, ausgelagert werden. Erst nach der Todesmeldung werden die Daten der Nachsorgepatienten auf eine gesonderte Datei geschrieben, die anonymisiert zur statistischen Auswertung benutzt werden kann.

Die Einfuhrung eines Nachsorgesystems ist schon in einem sehr fruhen fruhen Staium des Aufbaus eines Krankenhaus-Informationssystems zu empfehlen, da z.B. bei Krebspatienten die rechtzeitige Entdeckung von Rezidiven oder Metastasen eine verbesserte Uberlebenschance erbringen kann.

Ein wesentlicher Informationskreis im Krankenhaus wird oft in seiner Bedeutung verkannt bzw. unterschätzt, obwohl er gerade sowohl für die Kostenseite als auch für den Patienten und das definierte Ziel (schnellere Heilung) von Bedeutung ist: die möglichst genaue Zeitplanung,

> welcher Patient
> wann und
> wo untersucht bzw. behandelt werden soll.

Durch eine derartige Zeitplanung können nicht nur die zweifellos mit physischer und psychischer Belastung verbundenen Wartezeiten der Patienten verkürzt, sondern auch eine möglichst optimale Auslastung der ärztlichen Kapazität und der vorhandenen diagnostischen und therapeutischen Ressourcen erreicht werden (32,33).

Der Einsatz von Computern erzwingt eine systematische Analyse, Planung und Organisation von funktionellen Abläufen in den klinischen Einrichtungen und hat insbesondere für den Patienten zwei äusserst wohltätige Konsequenzen: seine Versorgung erfolgt rascher und mit weitaus größerer Sicherheit.

Der Arzt bildet mit seinen Patienten und der medizinischen Einrichtung ein echtes Rückkopplungssystem. In diesem System ist die Wartezeit eine Störquelle. Sie belastet das Verhältnis zwischen Arzt und Patient und ist ein entscheidender Faktor für den Arbeitsablauf in der klinischen Einrichtung.

Im Zuge dieser Entwicklung gewinnt die Erstellung eines optimalen Patienten-Bestellsystems grosse Bedeutung als Bestandteil einer modernen, nach wissenschaftlichen Erkenntnissen gestalteten Organisationsform.

Voraussetzung für die Erarbeitung eines solchen Bestellsystems ist die Analyse der Wartezeiten in allen klinischen Einrichtungen und eine Aufstellung von Nebenbedingungen. Zu diesen Restriktionen gehören z.B. Beachtung der Reihenfolge der Untersuchungen (z.B. Röntgenaufnahme der Lendenwirbelsäule vor einer Magen-Darm-Passage) und Prioritäten mit Rücksicht auf den Patienten (z.B. keine Untersuchung in nüchternem Zustand nach 12 Uhr mittags).

Ein effizient funktionierendes Appointment-System (Termin-Vereinbarungssytem) erfüllt mehrere Zwecke. Das

System muss einen punktlichen und ordnungsgemassen Informationstransfer zu den Kliniken und Abteilungen, die ein Patient aufsuchen muss, gewahrleisten. Das Personal sollte Listen, auf denen die Daten der einbestellten Patienten stehen, erhalten. An Patienten mit langen Appointment-Intervallen (Nachsorgepatienten) sollten Erinnerungs- bzw. Bestellbriefe geschickt werden. Die freien Zeitraume, die durch Annullierung entstehen (no-shows), müssen durch neue bzw. nicht einbestellte Patienten (walk-ins) ausgefullt werden. Ist das nicht moglich, kann eventuell rechtzeitig der Personalbedarf reduziert werden. Monatliche Statistiken über 'walk-ins', 'no-shows' und Annullierungen können der Klinikverwaltung zur Verfügung gestellt werden und Hinweise zur Verbesserung der Organisation geben.

In Erganzung dieser Informationsfunktion muss eine effektive Kontrolle uber den Zeitbedarf bei Patienten-Untersuchungen durchgefuhrt werden. Das erlaubt den Arzten, ihre Zeit produktiv zu nutzen und zu vermeiden, durch eine zu grosse Patientenzahl unter Druck gesetzt zu werden, d.h. hinreichend Zeit fur jeden Patienten zu haben. Zudem wird eine realistische Personalzuteilung und Auslastung der Leistungsstellen erreicht.

Mit den rapide steigenden Kosten der Krankenversorgung wurde es leider unumganglich, die bestehende Krankenhaus-Organisation kritisch zu durchleuchten. Der Computereinsatz bietet sich in dieser Situation als neues Planungshilfsmittel an. Eine Klinik führte z.B. als erstes Projekt ein automatisiertes Appointment-System ein. Dieses System basierte auf dem gut durchdachten vorhandenen manuellen System. Ein weiterer ausschlaggebender Grund war, obwohl relativ einfache Operationen zugrunde liegen, daß ein gut geplantes Appointment-System eine Patienten-Identifikations-Datei einschliesst und somit zur Grundlage eines vollstandig automatisierten Informationssystems werden kann. Sowohl vom Kosten- als auch vom Personal- und Ausstattungsstandpunkt aus zeigt der Computereinsatz mit Time-sharing-Betrieb, daß die Automation eines Appointment-Systems durchaus im praktikablen Bereich auch eines mittleren Krankenhauses liegt (123).

Ein gut funktionierendes Zeitplanungssystem ist in einem grossen Krankenhaus ohne eine elektronische Datenverarbeitungsanlage nicht aufzubauen. Die enorme

Menge der zu berücksichtigenden Fakten und der Zwang zur sofortigen Umplanung bei Ausfall von Personal oder eines der Geräte oder bei unvorhergesehenen Zwischenfällen mit einem Patienten, machen ein manuelles Zeitplanungssystem praktisch unmöglich.

Wenn auch ein solches System einige Vorarbeiten erfordert und in der ersten Laufzeit in der Routine die Parameter sicher oft der Wirklichkeit angepasst werden müssen, so hat es in der Routine doch den grossen Vorteil gegenüber anderen Moduln in einem Krankenhaus-Informationssystem, dass hierfür keine zusätzlichen Daten erfasst werden müssen. Die sowieso vorhandenen Leistungsanforderungen in Zusammenarbeit mit den oben beschriebenen Vorgaben umfassen alle benötigten Daten.

Ein wesentlicher Teil des Informationsbereiches Therapie sowohl für den Patienten als auch für die Verwaltung ist die Medikation. Bei der gedanklichen Zerlegung des komplexen Vorgangs 'Medikation' in Einzelschritte zeigt sich die Schwierigkeit der völligen Durchdringung der verschiedenen Teile der Informationsgewinnung, Informationsweitergabe, Informationsverarbeitung und die jeweils daraus resultierenden Handlungen bei dieser häufigen und äusserst wichtigen Routinearbeit im Krankenhaus:

1. Arzt verordnet ein Medikament
2. Schwester notiert
3. Schwester bestellt (Bestellschein)
4. Apotheker liefert (Lieferschein)
5. Apotheker verändert Bestandsdatei
6. Schwester verabreicht, Patient nimmt
7. Schwester trägt Medikation auf Fieberkurve ein
8. Verwaltungsangestellter überträgt auf Kontokarte

Zwischen 3. und 4. sind eine Reihe weiterer Schritte nötig, wenn das gewünschte Medikament nicht in der Klinikapotheke vorhanden ist und erst in einer freien Apotheke oder im Grosshandel bestellt werden muss.

Die unter 7. aufgeführte Eintragung auf die Fieberkurve geschieht allerdings zumeist bereits bei oder kurz nach der Verordnung. Eine Kontrolle der Einnahme der Medikamente erfolgt nicht, wenn es sich nicht um eine Injektion handelt.

Bei mindestens 6 der 8 aufgezählten Schritte wird ein Vorgang in irgendeiner Weise schriftlich fixiert. Ein und derselbe Vorgang erfordert an mindestens drei Stellen eine Speicherung in schriftlicher Form, weil diese Eintragungen für den weiteren Ablauf wieder benötigt werden. Durch ein entsprechendes Informationssystem mit Terminals können wesentliche Einsparungen im Arbeitsaufwand und gleichzeitig größere Sicherheit der Medikation durch Computerkontrollen (z.B. Dosisgröße, Kontraindikation) erreicht werden (76). Ausserdem kann jede Medikamentengabe an den Patienten noch einmal dem System quittiert werden, so daß eine verschriebene Medikamentengabe nicht vergessen werden kann; das System würde anderenfalls Mahnungen ausgeben. Eine Führung der Bestandskartei in der Apotheke würde in einem solchen System automatisch geschehen, ebenso die Führung des Selbstkostenblattes und die Medikamentenbestellung (102).

In einem größeren Krankenhaus wird in Zukunft eine eigene Blutbank nicht fehlen können; dagegen werden Organbanken sicherlich zentral für eine größere Region - oder wie im Falle der Nierenbank in Holland - für ganz Europa geführt werden.

Die Führung einer Blutbank wirft im Prinzip für eine elektronische Datenverarbeitungsanlage keine anderen Probleme auf als die jedes anderen Lagers. Mit der Führung eines Nahrungsmittellagers z.B. hat die Blutbank gemeinsam, daß Blutkonserven nur eine gewisse Zeit haltbar sind und nach der Ablauffrist ausgeschieden werden müssen. Gegenüber allen sonstigen Lagern hat die Blutbank jedoch den Vorteil eines relativ kleinen Sortiments.

Eine Schnittstelle zur Leistungsabrechnung braucht nicht hergestellt zu werden, da diese bei den verbrauchenden Stellen vorhanden ist. Blutkonserven, die nach ausserhalb abgegeben werden, müssen allerdings abgerechnet werden. Da ein grosses Klinikum oft auch über einen eigenen Stamm von Spendern verfügt, kann auch ohne Schwierigkeiten ein Einbestellsystem entwickelt werden. Schliesslich kann die Datenverarbeitungsanlage auch zur Suche nach verträglichen Blutkonserven (Antikörperproblem) benutzt werden (21).

Es ist zu erwarten, daß in Zukunft Transplantationen wesentlich häufiger durchgeführt werden, als es noch heute der Fall ist; daher werden für gewisse Organe - z.B. Haut (Haut-Bank im Unfallkrankenhaus der Berufs- genossenschaft Chemie in Ludwigshafen) oder Knochen - mit Sicherheit

Organbanken eingerichtet werden. Bei den wenigen bisher existierenden Organbanken liegen die Probleme anders als bei der Blutbank. Einem minimalen Aufkommen von brauchbaren Organen stehen viele potentielle Empfänger gegenüber. In einem solchen System mussen die speziellen Daten eines Organs mit den entsprechenden Daten der Empfängerdatei sehr schnell verglichen werden, um den Empfänger zu ermitteln, für den die Transplantation den größten Erfolg verspricht. Jedes Transplantationszentrum muss einen Anschluss an Organdatenbanken (wie etwa das Nierenzentrum in Holland) über Terminals haben.

Ein umfangreicher Informationsbereich, dessen Bedeutung in der Krankenhaus-Praxis haufig verkannt wird, ist die Nahrungsmittelbeschaffung, -verarbeitung und -verteilung. Da der Kranke im Krankenhaus, zumindest wenn er auf dem Wege der Besserung ist, seinen Tagesrhythmus vorwiegend nach den Mahlzeiten ausrichtet, sollte (abgesehen vom physiologischen Faktor der Wertigkeit der Nahrung) der psychologische Faktor des Argers oder der Freude über Form und Qualität der Nahrung nicht unterschatzt werden. Sein Einfluss auf die Zielgröße ist sicher größer, als es auf den ersten Blick erscheint.

Abwechslung und Wahlmöglichkeit des Menüs sind zwei Schlagwörter in der Menüplanerstellung, die die Verantwortlichen vor jeder Planperiode wieder vor keineswegs einfach zu lösende Aufgaben stellt. Dass ein grosser Teil der Patienten im Krankenhaus in den verschiedensten Formen Diätkost erhalt, trägt weiterhin wesentlich zur Komplizierung des Problems bei. Der Zwang, die Verpflegung zu Tagessätzen eines Restauramts mit Selbstbedienung zu liefern, bedeutet eine weitere Erschwerung.

Zu diesen für den Patienten wichtigen Grunden für die Einführung eines Menüplansystems kommen die Gründe der Kosteneinsparung hinzu. In den USA sind durch den Einsatz von CAMP (Computer Assisted Menue Planning) 10 bis 30 v.H. der Lebensmittelkosten eingespart worden. Eine Einsparung von nur 10 v.H. der Lebensmittelkosten hätte z.B. schon im Jahre 1973 allein im Universitatsklinikum Tübingen einen absoluten Betrag von 400.000,- DM ausgemacht. Obwohl sich das auf CAMP basierende Menuplansystem in Tübingen im Einzeleinsatz ausserordentlich bewahrt hatte, wurde das System leider wegen der Autarkie der dezentralen Küchen des Klinikums eingestellt (60).

3.5.1.5. Intersektion 'Medizinische Wissenschaft' und 'Klinische Praxis'

Dieser Informationssektor ist genau wie der reine Sektor 'Medizinische Wissenschaft' ein spezifischer Sektor, der nur in Krankenhäusern auftritt in denen auch Forschung und Lehre betrieben wird. Unter dem Wort 'Wissenschaft' wird hier immer die Lehre subsumiert. Dieser Teil ist in den sonstigen Kliniken und Krankenhäusern wenig ausgeprägt, wenn er überhaupt vorhanden ist.

Die medizinische Diagnostik hat in den vergangenen 10 bis 15 Jahren durch spezielle, neu entwickelte Untersuchungsmethoden gewaltige Fortschritte gemacht. Ständig werden neue Untersuchungsmethoden mit immer größerem apparativem Aufwand und immer größerem Anfall von Informationen (sowohl absolut als auch in der Zeiteinheit) entwickelt. Der Informationsanfall und die Informationsverarbeitung nehmen Ausmasse an, die vom Menschen kaum mehr zu verkraften sind. Informationsverarbeitende Maschinen müssen zur Aufnahme, Verdichtung und Vorauswertung des immensen Datenanfalls herangezogen werden.

Darüber hinaus lassen sich bestimmte Messergebnisse, die nur ein unscharfes Bild der Tatbestände wiedergeben, durch einen Computer so bearbeiten, daß das daraus resultierende Ergebnis wesentlich klarer ist als das ursprüngliche. Als hervorstechendes Beispiel soll hier die Verbesserung szintigraphischer und röntgenologischer Aufnahmen mit Filtermethoden durch Computerbearbeitung dienen.

Das Detailwissen über die physiologischen und pathologischen Vorgänge im menschlichen Körper nimmt immer mehr zu. Damit steigt auch die Möglichkeit, immer gezielter in die Funktionen des menschlichen Körpers einzugreifen, um krankhafte Abläufe wieder zu normalisieren. Dazu müssen immer wirksamere und spezifischere Medikamente entwickelt werden, deren Wirkungsweisen im Tierversuch nicht mehr erforscht werden können. Therapie-Versuche am Menschen sind und bleiben erforderlich. Diese Versuche dürfen allerdings nur von verantwortungsbewussten Klinikern, unter schärfster Kontrolle und mit Einverständnis des Patienten durchgeführt werden. Bei solchen Versuchen ist eine exakte Planung so wichtig wie kaum in einem anderen medizinischen Informationsverarbeitungsbereich. Die Planung muss sich über alle Stadien von der Datenerfassung über die

Fehlerprüfung und Korrektur bis zur Auswertung erstrecken (56,74).

Ein Informationskreis, der in universitären oder Lehr-Krankenhäusern ebenfalls eine Rolle spielt, ist die Ausbildung der Studenten der klinischen Semester am Krankenbett. Unter den zur Zeit an den Universitätskliniken geltenden Ausbildungsrichtlinien und -möglichkeiten ist es für den einzelnen Studenten schwierig, sich zur Erlangung der nötigen Kenntnisse intensiv genug mit Einzelfällen zu beschäftigen.

Der Einsatz eines Informationssystems auf der Basis einer EDV-Anlage kann den Studenten die Möglichkeit bieten, sich zusätzlich über spezielle Fälle zu informieren, ohne den Kranken oder die Ausbildungskräfte mehr als unbedingt nötig belästigen zu müssen. Hierbei kann sogar wesentlich schärfer als in einem manuellen Krankenblattsystem auf die Forderungen des Datenschutzes Rücksicht genommen werden. Studentische Benutzer würden in einem solchen Lehrsystem zwar alle Daten eines Patienten, aber nicht seine identifizierenden Merkmalsausprägungen erhalten.

3.6. Möglichkeiten des Informationsflusses und der Steuerung des Informationsflusses

Die im vorstehenden angedeuteten Unterschiede in der Informationsverarbeitung im Krankenhaus zwischen Systemen ohne und mit elektronischer Datenverarbeitung sollen im folgenden zusammengefasst dargestellt werden.

3.6.1. Konventionelle Systeme

Unter einem konventionellen Krankenhaus-Informationssystem ist ein System ohne Benutzung von Datenverarbeitungsanlagen zu verstehen, das aber alle anderen modernen Mittel der Kommunikation (Rohrpost, Telefon, Fernsehen usw.) benutzen kann.

Besondere Beachtung muss in einem konventionellen System die Rationalisierung des Formularwesens finden. Beispielsweise sollte das Formular einer Anforderung der Station an die Apotheke möglichst gleichzeitig auch als Unterlage der Apotheke z.B. für die Rechnungsschreibung dienen können.

Generell sollte der Kopf der Formulare mit den Personaldaten standardisiert sein, so daß dieser schon bei der Aufnahme für alle infrage kommenden verschiedenen Formulare automatisch ausgefüllt werden kann. Der spezifische Teil mit den medizinischen Daten sollte so ausgeführt sein, daß er gleichzeitig als Unterlage für eine eventuelle administrative Weiterverarbeitung dienen kann. Über spezielle Farb- und Formgestaltung kann auch schon allein durch den Augenschein eine bessere Informationssteuerung erreicht werden.

Informationssysteme ohne Computer können nur bis zu einer gewissen Größenordnung (Obergrenze bei ca. 300 Betten) voll funktionsfähig sein. Wächst ein System über diese Grenze hinaus, bilden sich autonome Subsysteme, die zwar den Arbeitsablauf in Gang halten, aber nicht mehr durchsichtig sind und kostenungünstig arbeiten. Über diese Größe hinaus kann nur noch mit einer elektronischen Datenverarbeitungsanlage eine optimale Organisation und Informationsverarbeitung durchgeführt werden.

3.6.2. EDV-Systeme

Krankenhäuser mit mehr als 300 Betten werden in naher Zukunft kaum mehr ohne ein Informationssystem auf der Grundlage einer modernen elektronischen Datenverarbeitungsanlage optimal arbeitsfähig sein.

Während bei neuen Krankenhäusern die Einführung der EDV im wesentlichen nur technische Probleme aufwirft, dürfte die Einführung eines unter den Gesichtspunkten des modernen Managements entwickelten Informationssystems in ein bestehendes Krankenhaus wesentlich mehr Schwierigkeiten bereiten. Die Informationswege die sich im Laufe der Zeit in der Praxis herausgearbeitet haben, lassen sich durch neue Anordnungen nicht einfach verstopfen.

Ein aus sich selbst heraus gewachsenes System handelt wie ein höherer Organismus, der zum grossen Teil Eigengesetzen gehorcht, die meist nicht bekannt sind. Viele vorhandene Informationswege können im Sinne der Verhaltensforschung als rituell erklart werden, aber gerade diese sind ebenso sicher am schwersten abzubauen.

Jeder Organisator und Planer, der mit der Aufgabe der Einführung eines neuen Informationssystem betraut wird, muss das bestehende Informationssystem erst einmal in allen Einzelheiten erfassen, um es dann nach und nach in einzelnen Moduln in sich zu strukturieren und damit durchsichtiger zu machen. Erst danach kann an die Planung und Einführung eines DV-Systems mit schrittweiser Integration gedacht werden (44).

Zwei verschiedene Grundsysteme der Informationsverarbeitung mit DV-Anlagen sind denkbar: die Off-line-Verarbeitung und die On-line-Verarbeitung.

3.6.2.1. Off-line-Systeme

Der aus der englischen Sprache in unseren Wortschatz übernommene Begriff 'Off-line' bedeutet 'nicht angeschlossen', 'aus der Linie ausgeschaltet'. Eine Off-line-Verarbeitung bedeutet getrennte Datenerfassung und Auswertung, bedeutet Weitergabe von Informationen auf Datenträgern wie Lochkarten, Lochstreifen, Magnetbändern, Magnetkarten, Disketten, Markierungsleserbelegen u.a.m. Diese Art Systeme sind allerdings durch die in den letzten Jahren immer stärker werdende Integration in den Schaltkreisen und Speicherzellen und die dadurch hervorgerufenen Preissenkungen immer weiter auf dem Rückzug. Eine Erstinstallation eines EDV-Systems in ein Krankenhaus als Off-line-System ist heute nur noch in Ausnahmefällen sinnvoll.

In der Praxis werden bei der Einführung eines solchen Systems in ein neues Krankenhaus von vornherein für alle Stellen, an denen Daten anfallen, Formulare entwickelt, die entweder direkt maschinell gelesen werden können oder über einen Zwischenträger (z.B. Diskette) für den Rechner lesbar gemacht werden. Solch ein Vorgehen funktioniert meistens ziemlich reibunglos.

Müssen solche Formulare in einen bereits laufenden Betrieb eingeführt werden, ist mit erheblich größeren Reibungsverlusten in der Anfangsphase zu rechnen.

Die Formulare dienen in einem solchen System im Endstadium nur noch der Eingabe in ein Rechnersystem bzw. zur Datenumwandlung auf maschinell lesbare Datenträger. Die Weiterverarbeitung der Informationen erfolgt dann vorprogrammiert, entweder durch unmittelbare Rechnerausdrucke oder durch Datenzwischenträger (z.B. Lochstreifen, Magnetkarten), die dann an der nächsten weiterverarbeitenden Stelle eingelesen werden konnen.

Als Beispiel für eine Off-line-Datenverarbeitung sei wieder die Medikation dargestellt. Die vom Arzt verordneten Medikamente werden von der Stationsschwester auf einen Erhebungsbogen aufgenommen, der Bogen wird in eine DV-Anlage eingegeben oder eingelesen, die gesammelten Daten werden in einer Liste ausgedruckt, die an die Apotheke geht, die daraufhin die Bestellungen ausführt usw. Gleichzeitig dienen diese Daten zur Bestandsveränderung der Konten der Apotheke und zur Führung der Leistungskonten in der Administration. Gleichartige Daten, die von anderen Stellen erhoben und erfasst worden sind, ergeben zusammengefasst Übersichtslisten für den Arzt, für die Station und für das gesamte Krankenhaus.

Der Vorteil eines solchen 'Off-line-Systems' gegenüber einem reinen 'Formularsystem' liegt in der größeren Sicherheit gegen Informationsverlust und der Schnelligkeit der geplanten Informationsverbreitung. Ein weiterer nicht zu vernachlässigender Vorzug besteht in der Möglichkeit der Prüfung von Informationen (z.B. die automatische Prüfung der Höchstgrenze für die Gabe eines Medikaments und die Prüfung auf Kontraindikationen).

Ein derartiges System ist aber ebenfalls nur für gewisse Größen von Krankenhäusern praktikabel, bei größeren Krankenhäusern (ab ca 700 Betten) wird in der Zukunft die Datenerfassung so umfangreich und die Datenorganisation so kompliziert, daß ein reines Off-line-System nicht mehr ausreichend effektiv sein dürfte.

3.6.2.2. On-line-Systeme

'On-line' heisst das direkte Erfassen und Verarbeiten von Informationen am Entstehungsort durch Apparaturen (z.B. Bildschirmterminals), die direkt mit einer Datenverarbeitungsanlage verbunden sind. In einem solchen System entfallen alle vorerwähnten Datenträger, die zum physikalischen Transport der Daten vom einen zum anderen informationsverarbeitenden Arbeitsplatz dienen. Dafür müssen Datenerfassungseinheiten (Dialogstationen) an allen den Stellen aufgestellt werden, an denen die weiter zu verarbeitenden Informationen anfallen.

Die Einführung eines solchen Systems in ein bereits in Betrieb befindliches Krankenhaus ist noch komplizierter als die Einführung eines Off-line-Systems.

Informationssysteme mit On-line-Erfassung und -verarbeitung haben den grossen Vorteil der praktisch verzögerungsfreien Fehlerprüfung, Weiterverarbeitung von Informationen und der Möglichkeit des sofortigen wahlfreien Zugriffs zu allen Informationen, die entweder einen Patienten oder einen Informationskreis betreffen. ".......ist die Fehlererkennung eine der wesentlichen Rechtfertigungen für die Anwendung von Dialogverfahren." (Reichertz 94, Seite 33).

Reichertz (94, Seite 21) sagt weiterhin zu dieser Problematik: "Die Stellung der Datenverarbeitung im Dialog wird bestimmt durch den Wert, den Informationsysteme in ihrer Umwelt einnehmen. Datenverarbeitung im Dialog ist kein Selbstzweck, sondern eine Hilfsfunktion im Rahmen dieser Informationssysteme im weiteren Sinne.

In diesem Zusammenhang soll der Begriff 'On-line' nicht nur für ein direktes und unmittelbares Zusammenwirken mit dem das Informationssystem steuernden Programm oder Programmkomplex verstanden werden. Dies hiesse, den Begriff zu eng zu fassen, denn Informationssysteme können komplexe, miteinander organisatorisch und funktionsmassig verzahnte Verfahren sein, mit wechselndem Ausmass und unterschiedlicher Art der Computerunterstutzung. Dialogverfahren sollen also von ihrer Funktion und nicht von der apparativen Ausstattung her verstanden werden."

Die bereits mehrfach als Beispiel herangezogene Arzneiverschreibung läuft in einem On-line-System so ab, daß die entsprechenden Anweisungen direkt - möglichst am Krankenbett - dem Informationssystem eingegeben werden. Dieses gibt die Informationen sofort auf einem Terminal in der Apotheke aus, bringt gleichzeitig die Medikamentenbestandatei auf den neuesten Stand und trägt die Kosten in die Kontendatei der Verwaltung ein. Die Aggregation aller Einzelkonten zum Selbstkostenblatt am Ende eines Geschäftsjahres ist damit ohne Schwierigkeiten möglich.

Informationsverluste können in einem solchen System praktisch nicht mehr auftreten; die Einsparung von Schreibarbeiten ist wesentlich größer als in einem Off-line-System.

Eines der technischen Hilfsmittel, dessen wir uns schon

seit längerer Zeit bedienen, und das nach heutigem technischen Stand sehr einfach in On-line-Systeme integriert werden kann, ist noch viel zu wenig in diese Betrachtungsweise einbezogen worden - das Telefon. Die Bedienung eines Telefons lernen heute schon 3- bis 4-jährige Kinder, ohne schreiben und lesen zu können. Informationsverbreitende Systeme unter Anwendung des Telefons sind bereits realisiert worden; als Beispiel soll hier das Telefon-Auskunftssystem der Deutschen Bundesbahn erwähnt werden. Natürlich ist ein Krankenhaus wesentlich komplizierter als eine Auskunftsstelle der Deutschen Bundesbahn; das sollte aber nicht davon abhalten, auch im Krankenhaus eine Realisation eines Informationssystems unter Einbeziehung des Telefons in Betracht zu ziehen.

Die Hauptproblematik liegt gerade im Krankenhaus in der Fixierung bzw. Erkennung des aktuellen Zustandes der Realitäten. Zur übersichtlichen Darstellung des aktuellen Informationssystems der Realität müssen im wesentlichen drei Problembereiche betrachtet werden:

- Die Systematisierung des verfügbaren Wissens über die Realität,
- die Darstellung von Bereichen geringeren Wissensniveaus
- und die kurzfristige Berücksichtigung von Veränderungen der Realitat im Wissensbestand.

Da aber gerade die Schwierigkeiten im Krankenhaus sehr viel höher einzuschätzen sind als z.B. in einem Industriebetrieb, empfiehlt sich ein pragmatisches Vorgehen. Ein über Telefon zu verarbeitendes Message-Switching-System - zu deutsch: Nachrichtensammel- und verteilungssystem - kann hier sehr gute Dienste leisten (36,68).

Die Einbeziehung des Telefons in ein Informations-, Organisations- und Kommunikationssystem im Krankenhaus als Ein- und Ausgabemedium bzw. als kontaktknüpfendes Medium würde zwei wesentliche Grundlagen haben:

- es ruft sicher keine Ressentiments gegen neuartige Werkzeuge und Methoden hervor und

- es kann als Bodenbereiter zur Einführung für noch hoher entwickelte und noch hoher strukturierte Systeme und Methoden dienen.

Durch die Einführung eines Basis-Informations- und

Kommunikationssystems über das Hilfsmittel Telefon kann der Benutzer stufenweise mit komplizierteren Methoden und Systemen bzw. technischen Werkzeugen vertraut gemacht werden.

Das Telefon hat weitere Vorteile, die es sehr geeignet erscheinen lassen, in den Informationsverarbeitungs- und -verbreitungsprozess im Krankenhaus einbezogen zu werden; es ist bereits jetzt in fast allen Räumen eines Krankenhauses vorhanden oder zumindest sind Leitungen und Anschlüsse verlegt. Die installierten Kabel lassen aber nicht nur Übertragungen analoger Art, d.h. der Sprache, zu, sondern auch die Übertragung von digitalisierten Information, d.h. Informationen, die nur durch eine Folge von 'Stromstößen' existent sind. Solche digitalen Informationen können auch in höheren Systemen der Informationsverarbeitung, z.B. im Computer, verarbeitet werden.

- Telefonapparate, auch wenn sie technisch zusätzlich für den Transport von digitalisierten Daten eingerichtet werden müssen, sind billig, auf jeden Fall billiger als sonst benötigte Datenendgeräte.

- Telefone benötigen keinen zusätzlichen Platz, jedenfalls nicht mehr als den, den sie auch bisher schon beansprucht haben.

- Telefone erfüllen neben den ihnen durch ein Kommunikations- und Informationssystem zugewiesenen neuen Aufgaben auch die bereits bestehenden Aufgaben der direkten Kommunikation.

- Telefone arbeiten weitgehend wartungs- und störungsfrei und sind gegebenenfalls sehr leicht zu reparieren oder auszutauschen.

Im Klinikum Göttingen läuft ein Informationssystem unter Einbeziehung des Telefons (IBM 3750) seit einigen Jahren in Routine. Die Akzeptanz war überraschend gross. Das System hat sich voll bewährt (35,37).

Die Realisierung von On-line-Systemen ist auf vielerlei Arten möglich; es gibt aber nur vier verschiedene Grundformen (86,126):

- zentrale Einrechner-Systeme,
- zentrale Verbundrechner-Systeme,
- dezentrale Systeme: Sternform,
- dezentrale Systeme: Netz oder Ringform.

Reine Systeme dieser Grundarten kommen kaum vor. Jedes zentrale System hat immer einige dezentrale Komponenten (z.B. in der Labordatenverarbeitung oder in der Nuklearmedizin) und jedes dezentrale System hat immer eine zentrale Komponente in der zentralen Patientendatei oder zumindest einer zentralen Verweisdatei (59).

Das im dritten Hauptteil beschriebene System KRAZTUR ist ein dezentrales Sternsystem. Ein zentrales Rechnerverbund-System mit weitgehend autonomen Subsystemen ist am Krankenhaus Bethanien in Moers aufgebaut worden (12).

3.7. Sicherheitsprobleme

Jedes Informationssystem auf Rechnerbasis, also auch jedes derartige System im Krankenhaus, unterliegt gewissen Sicherheitsrisiken, die in zweierlei Hinsicht sehr unangenehme Auswirkungen haben konnen: erstens die Gefahr des Datenverlustes durch Bedienungs- oder Hardwarefehler und zweitens die Gefahr der Verletzung der Vertraulichkeit personenbezogener Daten.

Je größer ein Krankenhaus ist, desto mehr Menschen arbeiten in ihm und sind damit auch direkt oder indirekt in den Kreislauf der Informationserhebung, -verarbeitung und -verbreitung eingeschlossen. Mit der Anzahl der Personen wächst auch die Moglichkeit, daß Daten verloren gehen oder daß Informationen an Personen weitergegeben werden, für die sie nicht bestimmt sind.

3.7.1. Probleme der Datensicherung und Datenaufbewahrung

Die Aufbewahrung medizinischer Daten und die Datensicherung im Krankenhaus ist in der Bundesrepublik Deutschland noch nicht ausreichend juristisch abgeklärt. Ausser in einigen Polizeiverordnungen, Anmerkungen in verschiedenen Gesetzen der Gesundheitspolitik, höchstrichterlichen Entscheidungen und Vorschriften von Standesorganisationen gibt es z.B. keine gesetzliche Vorschrift uber die Aufbewahrungspflicht fur Krankenblattdaten (66). Als wichtig erweisen sich die

Daten des Kranken in der Regel nur zur Zeit seiner Aufenthalte in der Klinik und bei Prozessen. Für beide Probleme sind allerdings frühere Aufzeichnungen so wichtig, daß in allen Krankenhäusern der zivilisierten Welt umfangreiche Krankenblattarchive existieren (88).

In einem 'Formularsystem' ist eine effektive Sicherung der Informationen gegen Verlust, auch wenn sie gesammelt in einer Krankenakte aufbewahrt werden, kaum möglich. Bei der Bearbeitung von Formularen durch Personen die gleichzeitig noch andere Formulare des gleichen Patienten und/oder gleiche Formulare von anderen Patienten zu bearbeiten haben, ist es nicht verwunderlich, wenn solche Schriftstücke gelegentlich irgendwo versickern. Auch ganze Krankenakten gehen in größeren Krankenhäusern verloren, d.h. sie werden unkontrolliert, z.B. zu wissenschaftlichen Zwecken, aus dem Archiv entnommen und in irgendwelchen Schränken abgelegt. Das gleiche gilt für die Datenübermittlung innerhalb des Krankenhauses. Nach Untersuchungen von Eggstein und Mitarbeitern (34) kommen ca. 5 v.H. der Daten aus dem Laboratorium nie auf der Station an.

Eine absolute Sicherung gegen derartige Verluste ist praktisch unmöglich. Einen gewissen Schutz könnte hierbei die Standardisierung der Formulare bringen, wobei durch Farbe, Form, Druck, Aufbau usw. ein verirrtes Formular leichter richtig eingeordnet und wieder in den normalen Informationsweg eingegeben werden kann.

Generell kann nur durch eine gute Organisation und durch Stimulierung des persönlichen Engagements der Datenverlust in einem solchen System möglichst klein gehalten werden.

In einem Off-line-System ist allein durch die Art der Datenerfassung die Möglichkeit des Informationsverlustes bei weitem nicht mehr so gross wie im Formularsystem; hier dienen die meisten Formulare nur noch als Erhebungsbogen und werden gesammelt einer Stelle zugeführt, an der die schriftlich fixierten Informationen in maschinenlesbare umgewandelt werden. Da die Belege die meisten Wege nur als Stapel machen, ist die Gefahr, daß einzelne Belege verschwinden, relativ gering.

Sind die Informationen in der Datenverarbeitungsanlage bzw. auf einem maschinenlesbaren Datenträger gespeichert, können nur noch in Ausnahmefällen Daten verloren gehen. Solche Ausnahmefälle bestehen z.B. bei defekten

Speichereinheiten, die die Daten auf den Datenträgern oder die Datenträger selbst zerstören, oder bei unzureichend geschultem EDV-Personal, das durch falsches 'Handling' Daten zerstören kann.

Das Speichern der Daten auf Datenträgern der EDV-Anlage hat den grossen Vorteil, daß vor jeder Verarbeitung ohne Schwierigkeit ein Duplikat des Datenbestandes erstellt werden kann. Wird dieser Vorgang auf jeder Stufe der Verarbeitung durchgeführt, kann immer wieder das vorletzte Duplikat freigegeben werden. Passiert bei dieser Methode mit dem Datenbestand eine Panne, muss höchstens der letzte Verarbeitungslauf noch einmal durchgeführt werden.

Das Problem der Datensicherung ist in einem On-line-System zum Teil leichter, zum Teil wesentlich schwerer zu lösen als in den beiden vorgenannten Systemen (Formular- und Off-line-System). Leichter insofern, als man grundsätzlich die eingehenden Informationen an zwei verschiedenen Stellen auf Magnetplatten abspeichert und nach vorher bestimmten Zeitabständen den zweiten Bestand anhand des ersten, der in der Zwischenzeit bearbeitet wurde, auf den neuesten Stand bringt. Diese Methode ist jedoch speicherplatzaufwendig und teuer in der Verarbeitung. Billiger ist es, von Zeit zu Zeit eine Kopie des Plattenspeichers auf Magnetband zu machen (57).

Schwieriger ist die Datensicherung insofern, als die Informationen in keiner anderen physikalischen Form, auf die im Notfall zurückgegriffen werden konnte, vorhanden sind. Bei den beiden anderen Systemen ist - zumindest eine Zeit lang - immer noch der ursprüngliche Träger der Information vorhanden. Bei grossen Pannen in der Datenverarbeitung können daher alle Daten neu erstellt werden. In einem On-line-System ist das nicht möglich. Die Daten müssen daher im System so sicher aufgehoben sein, daß sie selbst durch unvorherzusehende Ereignisse nicht total zerstört werden können. In dieser unbedingten Forderung liegt die grosse Schwierigkeit der Datensicherung in einem integrierten Informationssystem.

Man löst das Problem indem man einen 'Transaktionsfile', auf dem alle Transaktionen in ihrer ursprünglichen Form mit Absender- und Empfängeradresse, Datum und Uhrzeit festgehalten werden, mitlaufen lässt. Bei Zerstörung einer Datei kann mit diesem Transaktionsfile eine ältere Kopie der Datei ohne manuellen Eingriff leicht wieder auf den neuesten Stand gebracht werden.

3.7.2. Problem der Vertraulichkeit

Das Problem der Vertraulichkeit von Informationen liegt praktisch diametral zum Problem der Datensicherung. Je haufiger die Daten aus Sicherheitsgrunden vorhanden sind, desto schwieriger ist das Gebot der Vertraulichkeit einzuhalten. In den Ausbaustufen eines Informationssystems gibt es verschiedene Möglichkeiten, trotz dieses Antagonismus die Vertraulichkeit zu gewährleisten (29).

Ein hoher Grad von Vertraulichkeit in einem Formularsystem ist nur durch eine Organisation zu erreichen, die so überstrukturiert ist, daß sie nicht mehr optimal arbeitsfähig ist. Über die arztliche Schweigepflicht hinaus, der auch alle Mitarbeiter in einem Krankenhaus unterliegen, ist praktisch keine Sicherheit zu erreichen. Alle Daten sind in Klarschrift viel zu vielen Personen zuganglich, die nicht im einzelnen standig überwacht werden können.

Bei einem Off-line-EDV-System liegen die Daten in sehr viel konzentrierterer Form vor. Dafür ist die Zahl der Personen, die Zugang zu den Informationen haben, sei es bei der Datenerfassung, beim Informationstransport oder bei der Informationsverarbeitung, gegenüber dem Formularsystem wesentlich geringer. Der unbefugte Zugriff zu im Computer gespeicherten und vielfach codierten Daten ist zudem weit schwieriger als der Einblick in eine herkommliche Krankengeschichte.

In einem On-line-System erscheinen Informationen ausser bei der Informationsentstehung nur noch in einer Form, die für den Laien unverständlich ist, da die Daten nur noch aus magnetisierten Teilchen auf Magnetbandern oder Magnetplatten bestehen.

Andererseits ist bei dieser Massierung aller Daten eines Patienten an einer einzigen Stelle (im Computer) dem EDV-Personal jederzeit ein - auch unbefugter - Zugriff zur Gesamtheit der Informationen uber einen Patienten moglich.

Technisch gibt es Mittel, um den unbefugten Zugriff uber ein Terminal zu Datenbanken abzuwehren. Berechtigungsnachweise in Form von Schlusseln oder Magnetkartchen und Passwortern können eine relativ gute Sicherheit gewahrleisten.

Ein weitergehender Schutz gegen unbefugte Zugriffe kann nur durch mehr oder weniger aufwendige Verschlüsselungsmethoden erreicht werden. Neben kryptographischen Methoden bietet sich hier ein Tabellencodeverfahren an, für das in Heidelberg am Institut für Dokumentation, Information und Statistik am Deutschen Krebsforschungszentrum ein Programm entwickelt worden ist (17). Diese Methode ist selbstverständlich auch für jedes Off-line-System verwendbar und bedingt praktisch kaum eine Verlängerung der Verarbeitungszeiten.

Die Schutzwürdigkeit von persönlichen Daten ist durch gesetzliche Vorschriften (Bundesdatenschutzgesetz, Datenschutzgesetze der Länder) sichergestellt worden. Die technischen Vorschriften der Protokollierung von Zugriffen auf Dateien, Veränderungen oder Löschungen in diesen Dateien durch das oder die Datenschutzgesetze werden auch durch den oben erwähnten Transaktionsfile erfüllt. Dieser Transaktionsfile wird natürlich in einem grossen integrierten Krankenhaus-Informationssystem in kurzer Zeit gewaltige Ausmasse annehmen. Hier müssen nach Vorgaben der Gesellschaft durch die Informatik Methoden der Datenreduktion und der Datenkompression entwickelt werden, die sowohl der Maxime der Sicherheit vor Missbrauch der Protokollierung als auch der berechtigten Forderung nach Wirtschaftlichkeit entsprechen.

Für ein solches Datenreduktions- und gegebenenfalls Kompressionssystem bietet sich eine abgestufte Vorgehensweise an. Der vollständige Transaktionsfile wird bis ca. 2 Monate nach Entlassung der Patienten aufbewahrt. Anschliessend kann der File komprimiert werden. Als Kompressionsalgorithmus bietet sich das Verfahren von Schadewaldt und Osterburg aus dem DKFZ an (siehe 4.6.4.).

Nach weiteren 2 bis 5 Jahren kann dieser File auf die wirklich wichtigen Daten reduziert werden. Die Entscheidung über den Grad der Wichtigkeit von Daten liegt hierbei nur in den Händen der Mediziner.

Es darf dabei nicht übersehen werden, daß dieser File ja auch wieder eine weitere Quelle der Möglichkeit einer missbräuchlichen Benutzung ist und entsprechend abgesichert werden muss. Von der technischen Seite her sind alle denkbaren Sicherungsmassnahmen möglich; irgendwann erhebt sich dabei natürlich die nicht zu unterschätzende Frage nach der Wirtschaftlichkeit beim

Einsatz dieser Verfahren. Die Setzung der Prioritaten im Hinblick auf Kosten und Schutzbedurfnis muss dabei wieder von der Gesellschaft geschehen.

3.8. Kosten eines Krankenhaus-Informationssystems

Im Zuge der Kostenexplosion im Gesundheitswesen und insbesondere in den Krankenhäusern im stationären Bereich (in 15 Jahren über 500 v.H.) dürfen die Kosten für Rechnerleistungen im Krankenhaus nicht ausser Acht gelassen werden. Kosten für Routinesysteme müssen nach der Bundespflegesatzverordnung über den Pflegesatz abgedeckt werden. Krankenkassen sind naturgemass nicht bereit, mehr als das unbedingt Erforderliche zuzugestehen. Bei dieser Aussage beginnen die Diskussionen über das 'Erforderliche'. In der Bundesrepublik Deutschland gibt es noch keine Untersuchungen über die durchschnittlichen Kosten für die Datenverarbeitung pro Bett und Pflegetag. Schätzungen einiger Häuser schwanken zwischen 2,- DM und 25,- DM. In einer Untersuchung aus den USA (30) liegt dieser Wert für ein 500-Bettenhaus im Jahre 1979 bei 3,60 Dollar (nach Wechselkursen von 1979 also etwa 7,- DM).

Der allgemeine Pflegesatz dürfte in der Bundesrepublik 1979 etwa zwischen 150,- DM und 200,- DM gelegen haben. Die Ausgaben für Computerleistungen in Relation zu den Gesamtausgaben des Krankenhauses lagen damit zwischen 2 und 10 v.H.. In der amerikanischen Untersuchung von Dorenfest (30) wird dieser Wert für 201 Häuser mit 2,1 v.H. angegeben.

Als Richtschnur für die Größenordnung der Ausgaben für Computerleistung im Krankenhaus konnen demnach ca 2 bis 3 v.H. der Gesamtausgaben angenommen werden.

Durch die Einführung der Datenverarbeitung in ein Krankenhaus sollen aber nicht nur Kosten entstehen; die Betreiber erwarten natürlich einerseits qualitative Verbesserungen ihrer Leistungen und andererseits Kostenreduktionen in verschiedenen Bereichen. Amerikanische Untersuchungen haben gezeigt, daß die Krankenhäuser oft die Kostenreduktion überschätzt und die Kosten für ein solches System unterschätzt haben (79).

4. KRAZTUR - Ein Generator für ein Krankenhaus-Informationssystem

4.1. Zielsetzung

Nach vielen schmerzlichen Erfahrungen setzt sich bei den Designern von Informationssystemen und Organisationssystemen insbesondere im medizinischen Bereich mehr und mehr die Meinung durch, dass die alte Datenverarbeitungsrichtlinie für die Entwicklung:

    Istanalyse
    Problemanalyse
    Systemanalyse
    Grobkonzept
    Feinkonzept
    Programmierung
    Programmtest
    Anwendertest
    Routine

für derartige Systeme oft genug nach kurzer Laufzeit in der Routine mit einem

    Zusammenbruch

endet. Die Grunde für die Zusammenbruche waren und sind sehr verschiedener Natur.

Mit KRAZTUR sollte ein System entwickelt werden, das das oben beschriebene Schema praktisch 'umdrehen' kann, insofern, als sich der Benutzer mit geringer Hilfe selbst 'sein' System erstellt und es auch selbst mit steigender Vertrautheit und wachsenden Kenntnissen auf die jeweils neuen Anforderungen umstellen und erweitern kann. "Es ist dringend erforderlich, daß die entwickelten Systeme in sich die Möglichkeit der Veranderung tragen und an sich andernde Voraussetzungen angepasst werden konnen." (Reichertz 95, Seite 56). Die Erfullung dieses Ziels ist nur uber einen Generator oder uber ein Tragersystem möglich, der daten- und aufgabenunabhangig dem Benutzer die Erlernung einer Programmiersprache und tiefere EDV-Kenntnisse erspart (94,95).

Der Hintergrundgedanke dabei war, daß die mangelnde Akzeptanz vieler Systeme durch Inflexibilität und durch zu hohe Voraussetzungen hinsichtlich der EDV-Kenntnisse bedingt war. Weitere haufige Gründe waren eine schlechte

Handhabbarkeit des Systems (mehr Arbeit als vorher und zu umständliche Befehlssprache), fehlende Motivation (keine Einbeziehung des Fachpersonals schon in der Designphase und fehlende rechtzeitige Schulung) sowie die in vielen Systemen noch nicht verwirklichte, uns aber gewohnte Gross/Klein-Schreibung.

Da KRAZTUR nur gemeinsam mit dem Benutzer installiert werden kann, der dabei quasi das Design für 'sein' Informationssystem selbst entwickelt, sind die erwähnten Ablehnungsgründe von vornherein ausgeschaltet.

Die mangelnde Flexibilität ist in erster Linie in der Schwierigkeit der Kommunikation zwischen Medizinern und Informatikern (auch Programmierern) begründet. Informatiker zerlegen Abläufe in kleinste logische Strukturen, um sie in einer ebenso 'logischen' Maschine zu simulieren. Mediziner arbeiten anders; Assoziationen und Intuitionen haben einen grossen Einfluss auf das ärztliche Denken und auf die zu fällenden Entscheidungen.

Nachdem Informatiker diese Tatsache erkannt und als zur Zeit nicht anders machbar anerkannt haben, werden Informationssysteme in der Medizin interaktiv (Kommunikation zwischen medizinischem Personal und Informatikern auf jeder Entwicklungsstufe) und iterativ (Verwendung der Erfahrungen aus jeder vorhergegangenen Stufe) entwickelt. Dieser Forderung ist sehr gut durch das Generatorprinzip Rechnung zu tragen.

Ein Generator muss zulassen, daß durch einfache Änderung von Parametern ein neues oder doch sehr stark verändertes System entstehen kann. Die zu ändernden Parameter müssen formal und inhaltlich vom 'Benutzer' verstanden werden können. Die Flexibilität muss so weit gehen, daß z.B. ein Arzt durch Änderung der für ihn verständlichen Parameter neue Sachverhalte (z.B. neue Merkmale und neue Merkmalsausprägungen) in ein bestehendes Informationssystem einführen kann. Ein System, das für dieses angeführte Beispiel Programmieraufwand oder einen Datenbankfachmann erfordert, ist im medizinischen Bereich nicht lebensfähig.

Ein Generator muss weiterhin so gestaltet sein, daß der Benutzer sich sowohl auf der Eingabeseite als auch auf der Ausgabeseite seine ihm gemässen Strukturen erstellen kann. Die Ausgabe, d.h. auch die Präsentation der Ergebnisse von Suchen nach Informationen oder der Ergebnisse von

Verarbeitungsschritten (z.B. Tabellen), muss durch den
Benutzer einfach zu erzeugen und zu verändern sein.

Die Bedeutung des Ausgeführten soll ein Zitat eines
Vertreters eines grossen deutschen Hardware-Herstellers
aus dem Jahres 1976 unterstreichen: "Dem (gemeint ist:
Konzeptumstellung; Anm.d.Autors) konnte naturgemäss k..n
vorkommendes System entsprechen, weder das e ner
deutschen, geschweige denn einer amerikanischen
DV-Installation. Blieb also der andere Weg, nämlich der,
aufbauend auf den bereits vorhandenen Erfahrungen die
wichtigsten Dinge neu zu programmieren. Kein Problem:
Hierzu braucht der versierte Datenverarbeiter lediglich
ein Organisations- und Ablaufschema. Und genau das war das
Problem. Wer verfügte über alle erforderlichen
organisatorischen Ablaufschemata in einer Form, die dem
Datenverarbeiter als Konzeptionsgrundlage dienen konnte?"
(Pribilla 89, Seite 35-36).

Die Forderung nach Flexibilität des Systems für den
Benutzer und Flexibilität für den Informatiker sind
hierbei gleichgerichtet. Auch der Informatiker wird es
leichter haben, in ein Generatorsystem einen neuen Modul
einzuarbeiten, der für den Benutzer dann wieder völlig
neue Perspektiven eröffnen kann. In KRAZTUR kann z.B. ohne
Schwierigkeiten ein neuer Teil für die graphische Ausgabe
eingebaut werden (Implementierung Fruhjahr 1982).

4.2. Ausgangssituation

Unter Beachtung dieser oben genannten Prämissen hatte sich
die Klinik für Thoraxerkrankungen, Krankenhaus Rohrbach
(Ärztlicher Direktor: Prof. Dr. I. Vogt-Moykopf), in
Heidelberg (eine Spezialklinik mit weitem Einzugsbereich
zur primären operativen Therapie von Bronchial-Tumoren)
gemeinsam mit der Abteilung 'Zentrale Datenverarbeitung'
(Institut für Dokumentation, Information und Statistik am
Deutschen Krebsforschungszentrum) zum Ziel gesetzt, ein
'Kleinrechnergestütztes allgemeines Dokumentationssystem
mit zusätzlichen Text- und Retrievalfunktionen' (KRAZTUR)
als Pilotprojekt zu entwickeln.

Um die Aufgabe überschaubar zu halten und um das Produkt
direkt in der Praxis testen zu können, wurde das Projekt
anfänglich nur auf Patienten in der Krebsnachsorge
beschränkt. Diese Beschrankung war für ein gesamtes
Krankenhaus-Informationssytem nicht wesentlich behindernd,
da Bronchialtumoren einerseits einen sehr hohen

Dokumentationsaufwand und eine Ambulanz andererseits einen sehr hohen Organisationsaufwand erfordern.

Anfang 1975 wurde ein erster Antrag auf Gewährung eines Bundeszuschusses für die

> Modellerstellung eines mittels EDV geführten Krebsregisters für Bronchial-Ca.-Patienten am Krankenhaus Rohrbach

an das Bundesministerium für Forschung und Technologie (BMFT) gestellt. Ende 1976 wurde ein Bundeszuschuss in Höhe von 480.000,- DM im Rahmen des Projekts "Datenverarbeitung in der Medizin" (Förderungskennzeichen DVM 311) bewilligt. Diese Mittel waren für das Vorhaben

> "Erstellung eines Modells für ein krankenhauszentriertes Krebsnachsorgeregister mit automatischer Terminplanung, -überwachung und Arztbriefschreibung"

zu verwenden. Das Projekt war zum Jahresende 1979 limitiert. Aus den bewilligten Mitteln wurde eine Arbeitsgruppe (K.H.Ellsässer, Medizin-Informatiker, E.Hönicke, Med.Dokum., K.H.Offenhäuser, Programmierer) gebildet, die der Autor fachlich leitete, ein Minicomputer (P856 von Philips) gekauft und alle Sachausgaben und Ausgaben für Einrichtungsgegenstände bestritten (69).

Weitere theoretische Grundlagen dieses Projekts bildeten drei Diplomarbeiten, die im Studiengang Medizinische Informatik der Universität Heidelberg/Fachhochschule Heilbronn im Wintersemester 1976/77 vom Autor vergeben wurden:

- Modell einer integrierten onkologischen Einrichtung (G. Schubert,104)
- Modell eines Arztbriefsystems für eine onkologische Einrichtung (G. Frey,47)
- ASS - Ein Appointment- und Schedulingsystem (R. Wieland,124)

In KRAZTUR ist der administrative Teil bisher auch ausgeklammert worden. Die definierten Schnittstellen und das Generatorkonzept gewährleisten allerdings eine sehr einfache Einbeziehung vieler administrativer Funktionen. Z.B. ist KRAZTUR seit Anfang 1980 in der Klinik Oberwald (Grebenhain, Hessen) mit zusätzlichen Moduln für die

Rechnungsschreibung und anderer administrativer Moduln in der Routine eingesetzt.

Die bisher in KRAZTUR entwickelten und in der Routine eingesetzten Funktionen (bzw. Moduln)

- Datenerfassung
- Datenhaltung
- Fehlerprüfung
- Datenpräsentation, intern (Verfügbarkeit)
- Datenpräsentation, extern (Arztbriefschreibung)
- Patientensteuerung, extern (Einbestellung, Mahnung)
- Patientensteuerung, intern (Resource allocation)

werden im einzelnen näher erläutert. Bis auf wenige Ausnahmen lassen sich aber auch alle anderen unter Abschnitt 3 erläuterten Funktionen in KRAZTUR realisieren. Die Beschreibungen einzelner Funktionskommandos sind auch aus den Technical Reports der oben erwähnten Arbeitsgruppe entnommen (38,39,40,41,42,43).

Die Aufgabe der "ebenso undankbaren wie notwendigen" (Reichertz 95, Seite 54) Programm- und Systemdokumentation wurde durch die Erstellung eines automatischen Dokumentationssystems gelöst. So ist bei jeder Änderung eines Moduls sofort die 'richtige' Version der Dokumentation vorhanden.

4.3. Realisation

4.3.1. Erfassung der Daten

Das Problem der Datenerfassung für ein Informationssystem ist unter der Pramisse 'keine Mehrarbeit' nur schwer zu lösen; das gilt insbesondere in der Einführungsphase. Die Konzeption basiert auf drei Vorstellungen:

- Erhebungsbögen für Daten und Krankenblätter dürfen sich nicht voneinander unterscheiden,

- Erhebungsbogen dienen durch die Strukturierung und Standardisierung quasi als Checkliste für den Arzt,

- die Bilder der Erhebungsbögen müssen den Terminalbildern entsprechen.

Doppelte Datenerfassung (zum einen für das Krankenblatt

und zum anderen für den Erhebungsbogen) war dadurch nicht erforderlich. Mehrarbeit kommt nur durch die höheren Anforderungen im Hinblick auf mehr und exaktere medizinische Daten zustande.

Das System KRAZTUR wurde dem Auftrag gemäss als Unterstutzung für ein Tumorregister entwickelt, das heisst, laut Vorhaben sind wahrend der Laufzeit des Projektes nur Daten von Tumorpatienten erhoben worden.

Zur Erfassung der Daten, die bei einem stationaren Aufenthalt anfallen, wurden verschiedene Formulare (klinische Aufnahmeuntersuchung, Anamnese, stationäre Behandlung, klinische Entlassungsuntersuchung) entwickelt und versuchsweise auf mehreren Stationen eingesetzt (s. Anhang). Eine Auswertung dieser ausgefüllten Formulare ergab, daß einige Anderungen inhaltlicher und formaler Art vorzunehmen waren. Die in der Ambulanz eingeführten neuen Nachsorgekrankenblatter haben sich voll bewährt.

In der Ambulanz wurde das organisatorische Problem der unterschiedlichen Behandlung der zwei Krankenblatter für Tumor- und Nicht-Tumor-Patienten vorlaufig so gelost, daß der Ambulanzarzt, der auch die Nachsorge durchführt, die Krankenakten aller Patienten nach ihrer stationaren Entlassung zur Durchsicht erhalt. Akten von Tumorpatienten übergibt er gesondert der Ambulanzsekretarin, die die administrativen Daten übergangsweise in das Patientenaufnahme-Formular übertragt und anschliessend am Terminal in das System eingibt.

Die Krankenakten dieser Patienten erhalten eine Kennzeichnung. (Bei einer Einführung des Systems für alle Patienten konnte diese Arbeit natürlich entfallen). Kommt ein Tumorpatient spater zur Nachsorge in die Ambulanz, so weiss die Sekretarin durch die Kennzeichnung der Krankenakte, daß sie ein Nachsorgeformular vorbereiten muss, das der Ambulanzarzt bei der Untersuchung ausfüllt.

Für Patienten, die bereits vor Einführung des Systems (1.1.1978) in der Nachsorge waren, wurde ein Patientenaufnahme-Formular angelegt, sobald der Patient zum erstenmal nach dem Stichtag wieder zur Nachsorge erschien. Für Patienten, die - aus welchen Gründen auch immer - aus der Nachsorge ausscheiden, wird ein Abschlussformular angelegt. Nachsorge- und Abschlussbogen werden ebenfalls von der Ambulanzsekretarin in das System eingegeben (38,39).

4.3.2. Verarbeitung und Präsentation der Daten

Die Akzeptanz von DV-Systemen hangt zum grossen Teil von der Art der Prasentation von Daten und Ergebnissen aus der wie auch immer gearteten Verarbeitung mit diesen Daten ab. Die Prasentation von Daten und Ergebnissen kann auf sehr verschiedene Arten, durch verschiedene Heraushebungen und uber unterschiedliche Medien geschehen.

Die verschiedenen Arten sind:

- Zusammenhangender strukturierter Text
- Listen (strukturiert)
- Zahlenreihen (Tabellen)
- Graphiken (Kurvenzuge, Histogramme)
- Bilder

Darüber hinaus konnen in allen Darstellungen besonders interessierende Areale speziell gekennzeichnet werden:

- Unterstreichungen
- fettere Darstellung (Druck)
- hellere Darstellung (Bildschirm)
- blinkend (Bildschirm)
- verschiedene Farben oder Schraffuren

Die Prasentationsmoglichkeiten sind nicht zuletzt abhangig vom darstellenden Medium:

- Drucker/Schreibmaschine
- Plotter
- alpha-numerischer Bildschirm
- graphischer Bildschirm (2- u. 3-dimensional)
    - schwarz-weiss
    - farbig
- Filmgerät

Die Arten der Präsentation, die Hervorhebungen in der Präsentation und die Medien für die Darstellung sind aus physikalischen Gründen nicht beliebig kombinierbar. Ein Blinken auf dem Drucker ist z.B. nicht moglich. Die Möglichkeiten der Prasentation multiplizieren sich aber doch zu einer Zahl von uber 50 Kombinationen. Bisher wurde dem Benutzer im Normalfall hochstens 5 davon angeboten:

- Druckerausgabe als Text
- Druckerausgabe als Tabelle oder Liste
- Bildschirmausgabe als Text
- Bildschirmausgabe als Tabelle oder Liste
- Strichgraphik als Plotterausgabe (schwarz-weiss)

Meistens bieten aber die Anwendersysteme nicht einmal dem Benutzer die freie Wahl zwischen diesen wenigen Arten und Medien. Darüber hinaus ist auch keine Wahl innerhalb der Darstellungsart gegeben, Texte können kaum anders als vom System vorgegeben strukturiert werden (oft genug nur in Grossschreibung), Graphiken werden in einer Standardform, die selten den Wünschen der Benutzer entspricht, ausgegeben.

Die anfängliche Euphorie über die Schnelligkeit und Vielseitigkeit elektronischer Datenverarbeitungsanlagen wich in den letzten Jahren mit der weiteren Verbreitung in der Anwendung einer wachsenden Frustration nicht zuletzt über die Inflexibilität bei der Wiedergabe der gespeicherten Daten und der Präsentation von Ergebnissen aus Verarbeitungsläufen.

Da der Einsatz von Computern sicherlich auch in vielen Bereichen der Medizin sinnvoll und ökonomisch vertretbar ist, müssen die Informatiker, insbesondere die medizinischen Informatiker, nach Wegen suchen, um den berechtigten Wünschen der Anwender Rechnung zu tragen. Da sowohl die Rechner selbst immer billiger werden, d.h. immer mehr Leistung für den gleichen Preis bieten, als auch die Werkzeuge der Informatik immer besser werden, sind wir heute in der Lage, dem Anwender Systeme zur Verfügung zu stellen, die in der Ein- und Ausgabe von Daten die gewünschte Flexibilität bieten.

Die Eingabe in den Rechner bzw. die Ausgabe aus dem Rechner sind die einzigen Schnittstellen zwischen Mensch und Maschine. Dem Anwender ohne DV-Kenntnisse ist es völlig gleichgültig was dabei im Rechner in Hinblick auf die Speicherung, Übertragung und Verarbeitung von Daten vorgeht. Er will seine Wünsche äussern und diese in möglichst kurzer Zeit erfüllt bekommen. Bislang wurden diese Wünsche dem EDV-Mann oder dem Programmierer gegenüber geäussert. Dieser bemühte sich (heute schneller als früher, aber in der Regel immer noch mindestens in der Größenordnung von Tagen) den Wünschen der Anwender so, wie er sie verstand, gerecht zu werden. Das gegenseitige Verstehen ist dabei nicht immer einfach.

Für die Datenpräsentation hat das bisher gesagte folgende Auswirkungen:

- Der Benutzer kann durch einfache Befehle das gewünschte Ausgabemedium Drucker, Plotter, Bildschirm selbst bestimmen.

- Der Benutzer kann durch einfache Kommandos die Form der Ausgabe selbst bestimmen. In der Praxis wird er sich z.B. eine Graphik direkt am Bildschirm erzeugen und solange verändern bis er zufrieden ist um sie dann mit einem Knopfdruck oder Befehl vom Plotter zeichnen zu lassen.

- Der Benutzer bestimmt die Hervorhebungen durch Schrifttype, Unterstreichungen, Fettdruck, Farbe, Schraffur etc. selbst. Die Systeme sind so eingerichtet, daß sie eine Standardausgabe vorsehen, wenn der Benutzer keine eigenen Angaben macht. Sie sind aber so einfach zu bedienen, daß in kurzer Zeit auch ein EDV-Laie es lernt, durch einfache Kommandos Änderungen an den Standard-Formaten vorzunehmen.

- Der Benutzer generiert sich seine Texte, die anhand bestehender Merkmalsausprägungen variabel ausgegeben werden, selbst (z.B. für die datengesteuerte Arztbriefschreibung).

"Die Datenpräsentation ist von ganz entscheidendem Einfluss darauf, was der Benutzer mit den Ergebnissen der Datenverarbeitung anfangen kann. Die Art der Datenpräsentation entscheidet darüber, ob ein Anwender die Ergebnisse des Computers nutzen kann. Sie entscheidet aber erst recht darüber, ob er die Ergebnisse als Nutzen empfinden kann. Die Datenpräsentation ist damit von entscheidender Bedeutung für ein Fachgebiet, dessen Produkte Dienstleistungen sind, die letztlich verkauft werden müssen, und verdient daher eine systematische Behandlung". (Möhr 83, Seite 2).

Um diesen Forderungen nachzukommen, ist in KRAZTUR auch für die Datenpräsentation das Generatorprinzip voll durchgehalten. Jeder Benutzer kann sich die ihm gemässe Darstellung wählen bzw. selbst erstellen und ggfs jederzeit ändern. Das bisher in der Datenverarbeitung bestehende Trauma der Programmierer hinsichtlich des dauernden Eingehens auf zusätzliche Wünsche der Benutzer, was immer wieder eine Umprogrammierung bedeutete, ist damit aus der Welt geschafft.

4.3.2.1. Listen

Die einfachste Form der Datenpräsentation in KRAZTUR stellt die reine Auflistung von Daten dar. Sie entspricht in Inhalt und Form dem jeweiligen Erfassungsformular bzw. dem Eingabeschirmbild (siehe Anhang S. 189-192). Selektionen nach bestimmten, gewunschten Merkmalen oder Merkmalsauspragungen sind moglich.

Das Programm für die Listenerstellung enthält bereits die Namen der Merkmale (Eigenschaften) und liest die zugehörigen Merkmalsauspragungen (Eigenschaftswerte) aus dem Patientendatensatz. Beide werden gemeinsam unter einem fest vorgegebenen Namen in eine 'Spooldatei' (Zwischenspeicher) geschrieben, aus der die Listen dann endgültig gedruckt werden (38,39).

4.3.2.2. Tabellen

Der Benutzer kann sich sehr einfach Übersichtstabellen von beliebig auszuwählenden Patienten mit beliebigen Merkmalen erzeugen.

Die Erstellung von reinen Haufigkeitstabellen wird ebenso wie die Listenerstellung uber das Anweisungskonzept gesteuert. Der Benutzer generiert im Dialog 'seine' Ausgabe durch das Setzen von Parametern. Die Ausgabe einer Tabelle ist zweidimensional, weitere Vorabselektionen bestimmter Subpopulationen durch entsprechende Retrievalläufe sind moglich. Es werden automatisch die Spalten- und Zeilensummen (auf Wunsch auch mit Prozentangaben) berechnet und ausgegeben (38,39).

4.3.2.3. Standardbrief

Der Standardbrief ist als fest vorgegebener Brieftext ständig in einer Formulardatei gespeichert. Das entsprechende Formular wird in eine Spooldatei kopiert, wobei das System nur die variablen Daten wie z.B. Adresse des Arztes, Name und Geburtsdatum des Patienten sowie eventuelle Termine aus dem Patientendatensatz ergänzt (siehe Anhang S. 196,197).

Der Standardbrief wird zum Schreiben von Einbestellbriefen an Hausärzte und Patienten, für Erinnerungsbriefe, bei Terminänderungen oder, wenn der Hausarzt die Krebs-Nachsorge selbst vorgenommen hat, als Begleitschreiben für Nachsorgedatenlisten eingesetzt. In diesem Fall werden bereits bei der Erfassung der Nachsorgedaten die Identifikationen dieser Patienten in eine vorgegebene Datei geschrieben, so daß die Sekretärin nicht die Namen der einzelnen Patienten, sondern nur den Namen dieser Datei angeben muss, um den Druck der Briefe zu starten (38,39).

4.3.2.4. Arztbrief

Im Gegensatz zum Standardbrief, den man auch mit herkömmlichen Textverarbeitungssystemen erstellen konnte, wird beim Arztbrief der Text 'datengesteuert' aus einzelnen Textbausteinen zusammengesetzt. Ein Textbaustein kann ein einzelnes Wort, eine Wortgruppe oder ein ganzer Satz sein. Datengesteuert heisst, daß die Textbausteine in Abhängigkeit von der jeweiligen Merkmalsausprägung (Eigenschaftswert) ausgewählt werden.

Der Arztbrief umfasst folgende Textblöcke:

- Adresse des Arztes
- Betreff und Anredefloskel
- Diagnose
- Zustand des Patienten
- spezielle medizinische Daten
- Beschwerden
- klinische Parameter
- Laborwerte
- Thorax-Röntgen-Befund
- fakultative Spezialuntersuchungen
- untersuchender Arzt

gegebenenfalls
- tumorspezifische Behandlung
- nächstes Nachsorgedatum
- Therapievorschlag
- Freitextzusatz

Bei der Erfassung der Nachsorgedaten werden die I-Zahlen aller Patienten, für die ein Brief erstellt werden soll, in eine Datei geschrieben. Das Druckprogramm arbeitet diese Datei bei der Brieferstellung durch.

Das System pruft für jeden Patienten die Daten auf Vollständigkeit. Diese Prüfung ist notwendig, da z.B. Laborwerte meist erst spater zur Verfugung stehen. Welche Daten bzw. Datenarten für den Arztbrief obligatorisch sein sollen, liegt im Ermessen der jeweiligen Klinik bzw. des jeweiligen Arztes. Das System ist auch in dieser Hinsicht sehr flexibel. Sind die obligatorisch geforderten Daten eines Datensatzes komplett, wird der Brieftext in einer Spooldatei generiert. Dazu wird eine Entscheidungshierarchie durchlaufen und die Textfragmente werden in Abhangigkeit von den einzelnen Merkmalsauspragungen zu sinnvollen, grammatikalisch richtigen Satzen zusammengefugt.

Sind z.B. im Block "Beschwerden" die Merkmalsauspragungen "Husten", "leicht", "3 Wochen" angegeben bzw. angekreuzt, so wird für den Arztbrief der Satz "Der Patient klagt seit 3 Wochen über leichten Husten." generiert. Wäre bei Beschwerden "keine" angekreuzt, wurde der Text lauten: "Der Patient ist beschwerdefrei."

Das Verfahren wird in der gleichen Art für jeden Merkmalsblock durchlaufen, so daß der Hausarzt eine standardisierte, vollständige Information erhalt, da keine Untersuchungsergebnisse oder Befunde im Brief vergessen werden können.

Um andererseits den Hausarzt nicht mit Informationen zu uberladen, werden Normalbefunde nicht explizit in den Ausdruck ubernommen, sondern es erscheint nur der Hinweis "sonst o.B.". Diese Regelung kann aber von Arzt zu Arzt unterschiedlich gehandhabt werden. Falls ein Arzt sämtliche Werte und Daten erhalten will, wird fur ihn (aufgrund einer entsprechenden Eintragung bei seinem Namen in der Ärztedatei) ein vollständiger Brief mit allen Merkmalsauspragungen generiert.

Kopien der Briefe an weitere, mitbehandelnde Arzte werden automatisch erstellt. In diesem Fall setzt das System selbsttätig deren Adressen und am Ende des Briefes den Zusatz "Nachrichtlich an ..." ein. Die Anschriften werden entsprechend permutiert, sodaß jeder Empfänger einen Originalbrief erhält und den Eindruck haben muss, er sei der Hauptadressat.

Die auf diese Weise generierten Briefe enthalten ausser dem Brieftext noch Formatierungsbefehle (z.B.

Zeilenvorschub, neue Seite usw.). Nach der Generierung der Briefe und Briefkopien für alle in der Datei gespeicherten I-Zahlen wird automatisch der Formatierungslauf gestartet. Nach Beendigung der Formatierung gibt das System eine Meldung aus; die Arztbriefe stehen in druckfertiger Form in der Spooldatei, aus der sie dann, nach eventueller vorheriger Änderung am Bildschirm mit Hilfe des Brief-Editors, endgültig gedruckt werden (siehe Anhang S. 198,199) (38,39).

4.3.2.5. Verlaufsdarstellung

Eine weitere Form der Datenpräsentation, die sowohl zur internen als auch zur externen Kommunikation eingesetzt werden kann, ist die Verlaufsdarstellung. Mit Hilfe dieser Darstellung kann sich der Arzt einen Überblick über die Entwicklung der Ausprägungen eines oder mehrerer Merkmale über den gesamten oder über einen ausgewählten Zeitraum verschaffen. In Abhängigkeit von der Art der Daten - qualitativ oder quantitativ - kann der Verlauf in Form einer Liste oder auch als Graphik ausgegeben werden.

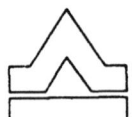

Abb. 4: Verlaufsdarstellung (Krankenhaus Rohrbach)

In der graphischen Darstellung z.B. von Laborwerten werden zusätzlich die von jeder Klinik selbst zu setzenden Normgrenzen ausgegeben. In der Darstellung dieser Werte als Liste sind die aus den Normbereichen herausfallenden Werte mit einem Stern gekennzeichnet.

Bei der Auflistung quantitativer Daten wird ausserdem eine Tendenzbeurteilung (fallend, steigend, konstant) ausgegeben. Um nicht schon bei z.B. Thrombozytenwerten von 215.000, 217.000 und 218.000, die ja nur unerheblich voneinander abweichen, eine Tendenzbeurteilung 'steigend' zu erhalten, wird geprüft, ob die Abweichung vom jeweils vorhergehenden Wert mehr als 5 Prozent des oberen Normwertes beträgt; erst dann erscheint eine Tendenzbeurteilung in der Ausgabe (Abb. 4) (38,39).

4.3.2.6. Brief-Editor

Wie erwähnt, wird der Text für jede der beschriebenen Briefarten - Standardbrief, Nachsorgebrief, Verlaufsdarstellung - vom System in einer Spooldatei erstellt. Vor der Ausgabe eines Briefes über einen Drucker hat der Arzt oder die Sekretärin die Möglichkeit, sich den fertigen Brief mit Hilfe eines Editorprogramms am Bildschirm anzusehen.

Dieses Editorprogramm erlaubt dem Benutzer, beliebige Änderungen am Brieftext vorzunehmen. So können an jeder Stelle Texte eingegeben oder sonstige Änderungen, z.B. Weglassen bestimmter Textpassagen, Textumstellungen, Einfügungen usw., vorgenommen werden. In praxi wird das sicherlich vorerst so gehandhabt, daß der Arzt einen Vorabdruck des Briefes erhält, diesen korrigiert und ihn an die Sekretärin zur Durchführung der Korrektur am Bildschirm übergibt.

Die Ausgabe von Briefen über einen Drucker wird mit einem einfachen Printbefehl gestartet; sie erfolgt nicht automatisch, da für verschiedene Briefarten nicht das gleiche Endlospapier verwendet werden kann, und vor dem Ausdrucken oft ein Papierwechsel erforderlich ist.

Um auch das "Feed-back" von den niedergelassenen Ärzten zu erhalten, wurden in der Thorax-Klinik Heidelberg-Rohrbach den Briefen Fragebogen zu Inhalt und Form mit der Bitte um Verbesserungsvorschläge beigelegt. Die bisher zurückgekommen Fragebögen waren positiv.

4.3.3. Einbestellung

Die lückenlose Überwachung von Krebspatienten ist sowohl für den einzelnen Patienten als auch für die Gewinnung neuer Erkenntniss aus der Summe aller Daten aller Patienten unerlässlich. Da eine manuelle Durchführung sehr schnell an Grenzen stößt, wurde bisher in KRAZTUR ein halbautomatisiertes Einbestellsystem implementiert. Die Implementierung des weiter unten beschriebenen vollautomatisierten Systems ist in nächster Zukunft vorgesehen (115).

Ein solches System ist auch für den niedergelassenen Arzt von grossem Vorteil, was anlasslich einer einführenden Demonstration des KRAZTUR-Systems im Krankenhaus Rohrbach von Heidelberger Ärzten pointiert angesprochen wurde.

Das System sieht zukünftig bei nicht wahrgenommenen Terminen nach festgelegten Zeiten automatisch Mahnungen vor (an Patient und/oder behandelnden Arzt).

Im Krankenhaus Rohrbach ist z.Z. ein halbautomatisches Einbestellsystem im Einsatz, das im Rahmen des Tumorzentrums Heidelberg/Mannheim, dem bisher die Universitätskliniken in Heidelberg, das Deutsche Krebsforschungszentrum, die Thorax-chirurgische Spezialklinik Heidelberg-Rohrbach und das Klinikum Mannheim angehören, zu einem vollautomatisierten Patienten-Zeitplan-System ausgebaut wird.

Nach dem Festlegen des Einbestellzeitraumes (z.B. eine Woche oder ein Monat) werden durch einen entsprechenden Modul die I-Zahlen der jeweiligen Patienten aus dem gesamten Datenbestand herausgesucht, für die in diesem Zeitraum eine Einbestellung geplant ist. Dazu ist im Patientendatensatz ein ungefähres Wieder-Einbestelldatum gespeichert, das vom untersuchenden Arzt mit dem Patienten bei der letzten Nachsorgeuntersuchung vereinbart wurde. Die zutreffenden I-Zahlen werden in einem sogenannten Ergebnisfile gespeichert.

Mit den Daten "ungefähres Einbestelldatum" und "Zeitwunsch des Patienten" kann eine Zuordnung der I-Zahl zu einem entsprechenden Zeitpunkt an einem bestimmten Datum getroffen werden. Zeituberschneidungen, doppelte Zuordnungen, Einbestellungen an Sonn- und Feiertagen und sogar Einbestellung am Geburtstag des Patienten werden durch Prüfmechanismen verhindert.

Tages- und Wochenlisten im Computer, in denen schon getroffene Zuordnungen eingetragen sind, unterstützen und erleichtern das Festsetzen des Einbestelltermins.

Ist für alle einzubestellenden Patienten ein Zeitpunkt für die nächste Nachsorge-Untersuchung definiert, druckt ein weiterer Modul die entsprechenden Einbestellbriefe. Das System erstellt für jede relevante I-Zahl zwei verschiedene Briefe, einen erhält der Patient, der zweite ist für den betreuenden Hausarzt bestimmt.

Um eine lückenlose Nachsorge des einzelnen Patienten zu erreichen, kontrolliert das System das Erscheinen der Patienten. Bei der Erfassung der Nachsorge-Untersuchungsergebnisse wird der zugehörige Eintrag in der Einbestelldatei gelöscht. Ein nicht gelöschter Eintrag weist darauf hin, daß der Patient nicht zur Nachsorge erschienen ist. In diesem Fall wird an Patient und Hausarzt ein Erinnerungsschreiben versandt. Ergibt auch dies keine Reaktion, erhält der Hausarzt einen Brief mit der Bitte, weitergehende Angaben über den Patienten (Nachsorge beim Hausarzt, verzogen, verstorben) und entsprechende Daten und Untersuchungsergebnisse an das Krebsregister zu melden.

Das Appointment- und Schedulingsystem soll sowohl die automatische Wiedereinbestellung von Nachsorgepatienten aufgrund im voraus festgelegter Intervalle umfassen, als auch eine Durchlaufsteuerung dieser Patienten innerhalb jeder Klinik ermöglichen. Das neue System ist so gestaltet, daß es nach ausreichender Erprobung im Rahmen des Tumorzentrums Heidelberg/Mannheim auch für das gesamte Klinikum der Universität (bzw. ihre einzelnen Ambulanzen) und generell in Krankenhäusern eingesetzt werden kann.

Für die Entwicklung eines solchen Systems scheint aufgrund der Ablaufstruktur von ambulanten Untersuchungen die Anwendung der Warteschlangentheorie nicht sinnvoll. Denn mit der Annahme oder Ablehnung der Poissonverteilung von Patientenankünften stehen oder fallen bereits die Anwendung der bisher erarbeiteten Warteschlangentheorie und die in diesem Rahmen möglichen Optimierungsmassnahmen. Die Annahme, daß die Patienten zu jedem Zeitpunkt mit gleicher Wahrscheinlichkeit 'zufällig' eintreffen, trifft aber nicht mehr zu, wenn die Patienten zu bestimmten

Zeiten bestellt werden können und die Einplanung von Leistungsstellen, die der Status-Untersuchung folgen, im voraus geschieht. Das Eintreffen von Patienten in regelmässigen Intervallen setzt voraus, daß eine durchschnittliche Behandlungszeit aus empirischen Werten gewonnen werden kann.

Durch das Auftreten von Variablen, die sehr störanfällig sind, aber auch aufgrund der Struktur des Systems, die sicher noch nicht optimal sein kann, scheint auch die Anwendung von Verfahren aus dem Gebiet des Operations Research nicht praxisrelevant.

Das hier konzipierte System ist rein pragmatisch aufgebaut, wobei die Planungsalgorithmen auf heuristischen Methoden basieren. Von der Ausgangskonzeption her ist dieses Bestell- und Durchlaufsteuerungssystem als Modul des Gesamtsystems eines Vor- und Nachsorge-Registers entwickelt worden. So sind einige Strukturteile bisher nur auf die Anforderungen einer klinischen Nachsorge-Untersuchung zugeschnitten. Die Variabilität des Systems ist aber innerhalb der vorgegebenen äusseren Struktur so gross, daß es ohne grundsätzliche Änderung für jede Klinik, die eine Ambulanz unterhält, eingesetzt werden kann.

Die hohe Flexibilität des Systems wird durch die verschiedenen Parameter bewirkt, die im 'Zeitplangenerator' eine Steuerungs- und Determinierungsfunktion haben, sowie durch eingebaute Planungsalgorithmen, die je nach Wunsch (beliebig) eingesetzt werden können, so daß jede Klinik durch geeignete Eingabe empirisch erhobener Werte ihr eigenes Bestellsystem konzipieren kann.

Empirische Fakten haben die Planung des Systems beeinflusst. Ebenso sollten im Laufe des Routineeinsatzes durch schrittweise Untersuchungen und fortlaufende Korrekturen empirische Werte und relevante Daten für die Variablen gefunden werden, die das System in der Praxis effektiv einsetzbar macht. Die Erhebungen und statistischen Untersuchungen über die geforderten Werte werden durch das System erleichtert, das im Routine-Einsatz diese Tabellen auf Abruf ständig liefern kann (32,115).

Das konzipierte Einbestell- und Durchlaufsteuerungs-System gliedert sich in vier Planungseinheiten:

A : Zeitplangenerator
B : Planungsmodul
C : Patienten-Melde-Generator
D : Druckroutinen

A und B bestimmen den Grundcharakter des gesamten Systems.

Im Zeitplangenerator werden Parameterwerte generiert. Ausgehend von dem Wunsch nach grosser Flexibilität des Systems, wurde besonderer Wert darauf gelegt, daß jeder Benutzer, d.h. jede Klinik, den im Zeitplangenerator angeführten Parametern nach individuellem Bedarf Werte zuweisen kann.

Folgende Parameter sind einzugeben:

- Planungszeitraum und Zahl der Termine
- Behandlungszeitraum pro Termin
- Pausen
- Zahlen der Walk-in-Patienten
- Zahl der untersuchenden Ärzte
  (d.h. Untersuchungsstationen)
- durchschnittliche Untersuchungszeit pro Patient beim Arzt (Appointment-Intervall)
- Angabe der vorhandenen Leistungsstellen
- Submodul-Angabe
- Maximal zu tolerierende Wartezeit

Die Ermittlung dieser Werte sollte einer äusserst sorgfältigen Analyse der räumlichen und personellen Gegebenheiten der einzelnen Kliniken unterliegen.

Aufgrund der Parametereingabe wird im Zeitplangenerator eine vorläufige Patienten-Zahl pro Termin berechnet. Vor der Eingabe der Parameterwerte muss eine Plausibilitätskontrolle der Daten durchgeführt bzw. ihre Kompatibilität überprüft werden. Bleiben die Eingabewerte über längere Zeit hinweg konstant, können die Werte auf periphere Speicher ausgelagert werden, so daß bei jedem neuen Planungslauf ausser dem Festlegen neuer Termine keine weitere Dateneingabe erfolgen muss.

Im Planungsmodul werden die im Zeitplangenerator angegebenen Parameterwerte übernommen und aufgrund der Submodul-Angabe zum gewünschten Planungsalgorithmus verzweigt. Der Planungsmodul hat, wie der Name sagt,

Planungsfunktionen. Er ist in diverse Sub-Moduln unterteilt, die für die verschiedenen Möglichkeiten der Erstellung von Zeitplanen zur Verfügung stehen. Diese Submoduln unterscheiden sich im Planungsmodus. Der Planungsmodul gibt errechnete Termine an die Druckroutine sowie die pro Termin einzubestellende Patientenzahl an den Patienten-Melde-Generator weiter.

Die Daten der zu untersuchenden Patienten stehen in einer speziellen Patienten-Datei. Die Patienten, die Termine erhalten sollen, werden vom System gemeldet.

Zu diesen Patienten kommen kurzfristig einzuplanende Patienten hinzu, die in keiner Datei stehen und Patienten-Daten, die beim letzten Planungslauf nicht mehr berücksichtigt worden sind, obwohl sie gemeldet wurden.

Die Reihenfolge der Einplanung wird durch Prioritaten geregelt, die den Patienten zugeteilt wurden. Die Prioritat orientiert sich z.B. am Nachsorge-Intervall, d.h. an den Zeitabstanden, in denen der Patient bestellt wird. Vor der Terminzuteilung werden die Patienten-Satze entsprechend ihren Prioritaten sortiert.

Den vom Planungsmodul ubergebenen Terminen werden Patienten-Daten, die im Patienten-Melde-Generator bereitgestellt werden, zugeordnet. Daraufhin schliessen sich folgende Druckroutinen an:

- Alphabetische Listen der Patienten, nach Einbestell-Tagen geordnet,

- Terminlisten für untersuchende Arzte, wobei zusätzlich eine Auflistung von Patientendaten, der Krankengeschichte (Diagnose, Entlassungszustand, Verlauf usw.) erfolgt,

- Terminlisten für die Leistungsstellen,

- Patienten-Liste pro Tag für die Aufnahme,

- Bestell-Briefe,

- Erinnerungs-Briefe,

- Statistiken.

Als Organisationshilfe fur Ambulanz und Archiv werden

Tageslisten ausgedruckt. Ist der Patient zum vorgesehenen
Termin verhindert, kann im Dialog eine Terminanderung
vorgenommen werden (115,124) (siehe Anhang S. 200,201).

4.4. Hardwarebedarf für KRAZTUR

Das System KRAZTUR ist nicht nur flexibel im Hinblick auf
die Akzeptanz fur den Benutzer (d.h. auf der
Software-Ebene), sondern auch in Berzug auf die Große des
Systems (d.h. auf der Hardware-Ebene) konzipiert. KRAZTUR
lauft in einer Minimal-Version (64 KB, 2 Platten a 2,5 MB)
aber auch im vielfachen Rechnerverbund mit einer zentralen
Patientendatei (die auch nur ein 'Directory' zu sein
braucht) wie im Tumorzentrum Heidelberg/Mannheim. Die
Durchgriffe vom Terminal der Anlage 'A' auf die Datei in
der Anlage 'B' sind dabei ohne Schwierigkeiten
gewährleistet. Die Zugangskontrolle (Datenschutzregelung)
ist uber eine detaillierte Erlaubnisregelung immer
sichergestellt. Die Erlaubnisregelung ist angefangen vom
Benutzer selbst uber Datei- und Satzebene bis hinunter auf
Feldebene parametergesteuert aufgebaut.

Als Hardware wurde 1977 für die Rohrbacher Installation
eine Anlage von Philips P856 von der Firma C.H.F.Muller
(Rontgenmuller) gewahlt; fur das Tumorzentrum
Heidelberg/Mannheim lauft KRAZTUR auf DEC-Anlagen
(PDP 11/34; PDP 11/60).

Wahrend für kleinere Krankenhauser (bis ca. 350 Betten)
KRAZTUR zentral auf einer Anlage laufen kann
(Hardware-Aufwand ca. 120.000,- DM bis 150.000,- DM) muss
für großere Krankenhauser ein Rechnerverbundsystem
installiert werden. Die Flexibilitat des Systems gestattet
einen sowohl fachlichen als auch zeitlichen modularen
Aufbau. Die Gesamtkosten fur die Hardware hängen von den
anzuschliessenden fachlichen Moduln ab. Ein Verbundsystem
aus vier bis funf Rechnern mit ca 50 Terminals (etwa fur
ein Krankenhaus bis zu 1.000 Betten) durfte sich auf etwa
1 Mio DM belaufen.

Der Rechner-Verbund ist als Stern konzipiert. Die Grunde
der Wahl eines Sternes sind in der einfachen Struktur
sowohl in der Organisation als auch in der Programmierung
zu sehen. Es steht dabei jeder Klinik frei, ob die
gesamten Daten zentral oder dezentral mit einer zentralen
Referenzdatei gehalten werden sollen. Auf die Hardware
hat die letztgenannte Entscheidung nur Einfluss in bezug

auf die Große der im Mittelpunkt des Sternes stehenden Anlage, insbesondere sowohl auf die Große des Hauptspeichers als auch auf die Große des peripheren Plattenspeichers.

4.5. Betriebssystemvoraussetzungen für KRAZTUR

Als Betriebssystem wurde nach intensiver Prufung der verschiedenen Programmiersprachen und Betriebssysteme MUMPS (z.B. DSM11) gewahlt, das gleichzeitig interpretatives Programmiersystem, Datenhaltungssystem und Operating- System (Time-Sharing-System) ist (84,85).

MUMPS

     M - assachusetts General Hospital
     U - tility
     M - ulti
     P - rogramming
     S - ystem

wurde speziell für die Anforderungen der medizinischen Datenverarbeitung im 'Massachusetts General Hospital' in Boston im Bundesstaat Massachusetts, USA, von G. Octo Barnett entwickelt. Der Einsatz von MUMPS ist allerdings längst nicht mehr allein auf Krankenhauser beschrankt (z.B. Containersteuerung im Hamburger Hafen).

MUMPS bietet folgende Vorteile:

- MUMPS ist eine sehr leicht erlernbare Programmiersprache.

- Alle Befehle können bis auf den ersten Buchstaben abgekürzt werden, daher benotigt ein MUMPS-Programm nur wenig Speicherplatz (eine Benutzerpartition ist kaum jemals großer als 10 KB, Durchschnitt 4 KB).

- MUMPS-Befehle sind sehr machtig und bieten eine grosse Palette von Verarbeitungsmoglichkeiten.

- Es gibt komfortable Funktionen für die Bearbeitung von Texten variabler Lange.

- Variable und Felder mussen nicht deklariert werden, beliebige Indizierung ist erlaubt.

- Modularität ist durch Aufruf von Unterprogrammen von der Platte gewährleistet.

- Die Programme sind klein, es existiert keine doppelte Speicherung (Source und compiliert).

- Für verschiedene Benutzer gibt es getrennte Plattenbereiche. Die Daten werden in hierarchisch strukturierten Globals (spezielle MUMPS-Dateien) gespeichert. Die Anzahl der Knoten je Level und die Anzahl der Levels ist nicht begrenzt.

- Die Entwicklung ist ca. 4 bis 5 mal schneller als in anderen Sprachen durch
    - wirkungsvolle Befehle, Postcondition, mehrere Argumente,
    - Programm-Editor (wurde innerhalb des Projekts DVM 311 entwickelt),
    - Multipuffer: Oft gebrauchte Blöcke bleiben im Hauptspeicher.

Als Nachteile sind zu nennen:

- MUMPS ist ein Interpreter; es gibt keinen Compiler, was eventuell etwas längere Ausführungszeiten bedingt.

- arithmetische Operationen (Wurzel, Logarithmus) sind umständlicher zu programmieren.

- Stapelverarbeitung ist langsam.

- Programme sind unübersichtlicher, daher ist eine sorgfältige Dokumentation erforderlich (in KRAZTUR ist allerdings ein automatisches System für die Erstellung der Programm- und Ablaufdokumentation enthalten).

Alle EDV-Firmen, die MUMPS anbieten, verwenden Standard-MUMPS, haben aber zusätzliche Befehle, die z.B. einen schnelleren Datenzugriff ermöglichen, die Veränderung von Programmen erleichtern und den Dateiaufbau physikalisch optimieren (balanced trees). Leider sind die zusätzlichen Befehle bei den Firmen nicht gleich, sodaß eventuell Anpassungen der Software beim Einsatz des Systems auf einem anderen Fabrikat gemacht werden müssen.

MUMPS ist zur Zeit in Deutschland auf Rechnern der Firmen Data General, DEC, Harris, IBM (Serie 1), Philips (Röntgenmüller) und Tandem verfügbar.

4.6. Systembeschreibung KRAZTUR

Zusammenfassend kann KRAZTUR mit seinen hauptsachlichsten Eigenschaften wie folgt beschrieben werden:

KRAZTUR enthalt u.a. ein Datenbanksystem fur Mini-Computer unter Verwendung der MUMPS-Funktionen. KRAZTUR kennt verschiedene Arten von Datenarten (verschiedene Arten von Merkmalstragern, Entities), die logisch untereinander verbunden sein konnen (z.B. Arzte, Patienten, Untersuchungen).

Jeder Datensatz besteht aus einer Reihe von Merkmalen (Datenelementen, Eigenschaften), die zu sinnvollen Datengruppen zusammengefasst werden. Die Auspragungen dieser Merkmale (Eigenschaftswerte) konnen freien Text, Zahlen oder Verweise auf Datensatze anderer oder derselben Art enthalten.

Zum schnellen Auffinden eines Datensatzes besteht die einfache Moglichkeit (durch den Benutzer definierbar), fur einzelne Merkmale invertierte Files anzulegen. Die Eintragung in vorhandene invertierte Files erfolgt bei der Eingabe neuer Daten automatisch. Eine Suche kann mit Teilen der Auspragung des Suchmerkmals oder nach dem Russell-Soundex-Code erfolgen. Mehrere Auspragungen eines Merkmals konnen innerhalb von 'Wiederholgruppen' gespeichert werden.

Die Steuerung des Gesamtsystems erfolgt nach dem Prinzip des Entscheidungsbaums. Das System KRAZTUR umfasst ca. 50 MUMPS-Programme. Da diese nicht standig im Hauptspeicher gehalten werden konnen, gibt es ein Kontrollprogramm, das je nach Bedarf die entsprechenden Unterprogramme aufruft.

Alle KRAZTUR-Programme sind datenunabhangig. Die Festlegung der Datensatze mit ihren Merkmalen und Merkmalsauspragungen ist die erste Arbeit jeder Realisierung einer neuen Anwendung. Fur jeden Benutzerkreis werden die Dialoge festgelegt (logischer Ablauf, Plausibilitatskontrollen, Zugriffsrechte). Für die zu erstellenden Texte werden der logische Ablauf und die Textbausteine definiert. Diese Arbeiten erfolgen ebenfalls im Dialog durch Eingabe von Parametern.

Das System stellt jedem Benutzer folgende generelle Funktionen zur Verfugung:

- Invertierung
  Der Benutzer kann z.B. auf abgespeicherte Patientendaten uber den Namen, Geburtsnamen, Vornamen, oder uber das Geburtsdatum oder uber Teile aller dieser Merkmalsauspragungen zugreifen.

  Weisen mehrere Merkmalstrager dieselbe Identifikation auf, gibt das System eine Auswahlliste der gefundenen Merkmalstrager aus, und der Benutzer wahlt durch Angabe einer Nummer den von ihm gesuchten Merkmalstrager aus.

- Codierung
  Zur Vereinfachung und Standardisierung der Dateneingabe bietet KRAZTUR die Moglichkeit, Codes (Schlussel) zu verarbeiten. Diese vorgegebenen Codes werden vom System bei der Eingabe automatisch in den entsprechenden Langtext umgesetzt. Der Benutzer hat damit eine sorfortige visuelle Kontrolle uber die Richtigkeit einer codiert eingegebenen Merkmalsauspragung. KRAZTUR erlaubt es, offene Codes zu definieren, d.h. mehrere Benutzer konnen das entsprechende Codeverzeichnis nach ihren jeweiligen Bedurfnissen erweitern und dabei auch verschiedene Codes fur den gleichen Langtext verwenden.

- Defaultwerte (vom System gesetzte Werte)
  Ist bei einer Dialogfrage haufig die gleiche Eingabe zu erwarten, kann im System ein Defaultwert gesetzt werden, der dem Benutzer bei der entsprechenden Stelle im Dialog vorgegeben wird. Der Benutzer kann diese Antwortvorgabe durch den Druck auf die Eingabetaste bestatigen oder aber durch eine andere Antwort ersetzen (Beispiel: Defaultwert der Nationalitat = deutsch).

- Korrektur
  Der Benutzer hat an jeder Stelle in den KRAZTUR-Dialogen die Moglichkeit, fehlerhaft eingegebene Daten zu korrigieren.

- Hilfefunktion
  Bei jeder Dialogfrage kann der Benutzer ein Fragezeichen "?" eingeben. Das System antwortet darauf mit der Ausgabe des bei dem entsprechenden Merkmal angegebenen Hilfetextes. An Stellen, an denen der Benutzer die Wahl zwischen mehreren vorgegebenen Merkmalsauspragungen (z.B. Codes, Merkmalsnamen etc.)

hat, kann er zwei Fragezeichen "??" eingeben und erhalt darauf eine Liste aller moglichen Eingaben.

Alle diese kurz beschriebenen Funktionen sind darauf ausgelegt, dem Benutzer den Einstieg in das System und die Arbeit mit dem System zu erleichtern (38,39).

4.6.1. Zugangskontrolle

Die im KRAZTUR-System gespeicherten personenbezogenen Daten mussen nach dem Bundesdatenschutzgesetz (BDSG) und dem Datenschutzgesetz des Landes Baden/Wurttemberg vor Missbrauch geschutzt werden. Eine aus den Gesetzen hergeleitete Forderung wird durch den Modul "Zugangskontrolle" erfullt, der nur berechtigte Benutzer mit fur sie zugelassenen Programmen mit dem System arbeiten lasst.

Der Zugangsmodul beruht auf einem MUMPS-System-Programm, das es erlaubt, bestimmte Bildschirmterminals einer bestimmten UCI (User Code Identification) und einem bestimmten Programm (oder mehreren Programmen) fest zuzuordnen. Eine UCI entspricht gleichzeitig einem definierten Bereich auf einer Magnetplatte.

KRAZTUR ist so konzipiert, daß alle Bildschirmterminals einer bestimmten UCI und einem bestimmten Programm zugeordnet sind. Zu Beginn einer Bildschirmsitzung wird dieses fest zugeordnete Programm automatisch gestartet. Es verlangt vom Benutzer die Eingabe eines Passworts.

Fur jeden Benutzer wird vom System-Manager fur seine Zulassung zum System vor dem ersten Arbeiten eine Anzahl von Parametern definiert:

- Benutzername
- Zuordnung zu einer 'Versorgungseinheit' (z.B. Ambulanz 1, Systemgruppe usw.)
- Password
- zugelassene Terminals
- zugelassene Funktionen.

Hat der Benutzer seine Tatigkeit am Bildschirm abgeschlossen, wird die Verbindung zum Rechner unterbrochen und das Terminal freigegeben (38,39).

4.6.2. Datensicherheit

Der Systembetreuer muss taglich alle Daten vom Plattenspeicher auf ein Magnetband oder eine andere Magnetplatte (Failsave) kopieren. Während des normalen Arbeitens werden alle Erganzungen und Anderungen in der Datenbank automatisch auf einem mitlaufendem Band oder auf einem speziellen gesondertem Plattenbereich aufgezeichnet (Transaktionsfile). Auf diese Weise gehen bei einem Systemausfall keine Daten verloren. Dieser Transaktionsfile dient gleichzeitig der Verifizierung der Forderungen des Bundesdatenschutzgesetzes nach eindeutiger Feststellung wer, wann, woher, welche Daten eingegeben oder geändert hat (38,39).

4.6.3. Programmsicherheit

Sollten im System KRAZTUR Fehler auftreten, wird der Zustand des Systems automatisch in einer speziellen Fehlerdatei zusammen mit einem eventuellen Kommentar des Benutzers gespeichert. Anschliessend ist ein normales Weiterarbeiten moglich (automatischer Restart). Der Systembetreuer kann anhand der Fehlerdatei alle aufgetretenen Fehler zu einem spateren Zeitpunkt bearbeiten.

Durch die in KRAZTUR enthaltene automatische Programm-Dokumentation, die immer gleichartig strukturiert ist, können eventuelle Fehler sehr leicht entdeckt und mit sofortiger neuer Dokumentation auch behoben werden (38,39).

4.6.4. Protokolle

Im System KRAZTUR wird ein Protokoll geführt, wer, wann, von welchem Terminal, welche Funktionen aufruft. Dieses Protokoll erlaubt Aussagen über die Auslastung der Terminals und über die Systembelastung insgesamt. Diese Dokumentation ist ausserdem die Erfüllung einer Bedingung des BDSG (Bundesdatenschutzgesetz).

Es werden im einzelnen folgende Daten gespeichert:

- Beginn der Terminalsitzung
  . Datum
  . Uhrzeit
- Terminalnummer
- Benutzername
- Ende der Terminalsitzung
  . Datum
  . Uhrzeit

Ein spezielles Programm macht auf Wunsch Angaben über die Größe des Datenbestandes und dessen lineare Organisation. Diese Aussagen sind Unterlagen für die eventuell notwendige Reorganisation von Dateien oder Nachweis für die Notwendigkeit des Kaufs neuer Speichereinheiten.

Ausserdem werden im KRAZTUR-System weitere Daten protokolliert:
- Welcher Benutzer, wann, welches Merkmal anspricht und den Dateninhalt verändert. Die Protokollierung über die Änderung einzelner Merkmale erlaubt die Prüfung, wer eine evtl. fehlerhafte Eingabe oder Korrektur durchgeführt hat (Forderung des BDSG).

- Welche Funktion, wann, an welchem Terminal, von welchem Benutzer aufgerufen wird. Aus der Auswertung dieser Daten lassen sich u.a. Schlüsse über Notwendigkeit und Akzeptanz von speziellen Funktionen ziehen.

Das Problem der Menge der aufzuhebenden Protokoll-Daten kann zum einen nach gewisser Zeit durch sinnvolle Datenreduktion und zum anderen durch Kompression nach einem von Schadewaldt und Osterburg (101) (Abt. Zentrale Datenverarbeitung des DKFZ) entwickelten Verfahren gelöst werden. Bei diesem Verfahren werden aus einer genügend grossen Anzahl von Sätzen die Häufigkeit gleicher Charakter-Serien von n-Tupeln (n=2,...,15) festgestellt.

Anschliessend können z.B. die 20 am häufigsten vorkommenden Tupel durch jeweils eine einzige Bitkombination, die sonst im ASCII vom Benutzer und von System nicht verwendet wird, ersetzt werden. Die Platzeinsparung kann hierbei bis auf weit weniger als die Hälfte des ursprünglichen Bedarfs gehen. Das Verfahren muss nur in größeren Abständen, ca. 2 mal im Jahr, durchgeführt werden, sodaß sich hierdurch keine größere Belastung des eingesetzten Rechners ergibt.

4.7. Datenbank

Die Speicherung aller Daten erfolgt nach standardisierten Richtlinien nach vorheriger Festlegung der Merkmalstrager, der Merkmale und aller Merkmalsauspragungen. Der nachtragliche Einbau neuer Merkmale und zusatzlicher Merkmalsauspragungen durch den Benutzer ist jederzeit, auch wahrend der regularen Datenerfassung, moglich. Generell sind beliebig viele Wiederholgruppen fur alle gewunschten Merkmale moglich. Die Zahl der moglichen Wiederholgruppen muss nicht von vornherein festgelegt werden.

Da in den Globals (spezielle MUMPS-Dateien) zwar alle Knoten und Levels logisch angelegt sind, aber Speicherplatz erst bei einer echten Eintragung von Daten benotigt wird, braucht bei der Anlage einer Datenbank praktisch keine Rucksicht auf Plattenplatz genommen zu werden. Mit der physikalischen Speicherung hat der Benutzer oder der Programmierer nichts zu tun. Umorganisationen sind, wenn uberhaupt, nur in sehr langen Abstanden notwendig (13,38,39).

4.7.1. Datenorganisation

Fur die Organisation der Daten gibt es zwei Moglichkeiten:

- zeitpunktorientierte Organisation (Querschnitt)

- verlaufsorientierte Organisation (Langsschnitt)

Die in KRAZTUR gewahlte verlaufsorientierte Organisation erlaubt die schnelle Aufstellung von Verlaufen, z.B. die Darstellung von Patientendaten, die aus mehreren Untersuchungsterminen stammen. Aus den Veranderungen der einzelnen Daten kann z.B. der Arzt eventuell auf die Entwicklung eines Rezidivs schliessen und den Patienten rechtzeitig daraufhin untersuchen. In der Klinik hat der Arzt fur stationare Patienten damit die Moglichkeit einer schnellen und einfachen Therapiekontrolle.

Weitere Kriterien fur die Datenspeicherung ergeben sich aus der Speicherungstechnik von MUMPS. Antwortzeiten von Programmen, die großere Datenbestande verarbeiten, sind von der logischen Speicherungsorganisation dieser Daten unabhängig (38,39).

4.7.2. Aufbau der KRAZTUR-Datenbank

Eine KRAZTUR-Datenbank besteht aus den Daten eines oder mehrerer Merkmalsträger (Entities) (z.B. Patienten, Arztadressen, Untersuchungsdaten usw.) und Verschlüsselungsanweisungen.

Die Auspragungen (Eigenschaftswerte) eines Merkmals (Eigenschaft) können sein:

- Verweise auf andere Merkmalsträger
- Verweise auf Eintrage in einer Codetabelle
- Zahlen
- Freitext

Ein Merkmalsträger wird identifiziert durch:

- Kennung (Identifikation, Arztnummer, usw.)
- Angabe von bekannten Auspragungen
    invertierter Merkmale

Die logische und die physikalische Struktur der KRAZTUR-Datenbank sind voneinander unabhängig (38,39).

Verweisstruktur der bis jetzt realisierten KRAZTUR-Dateien

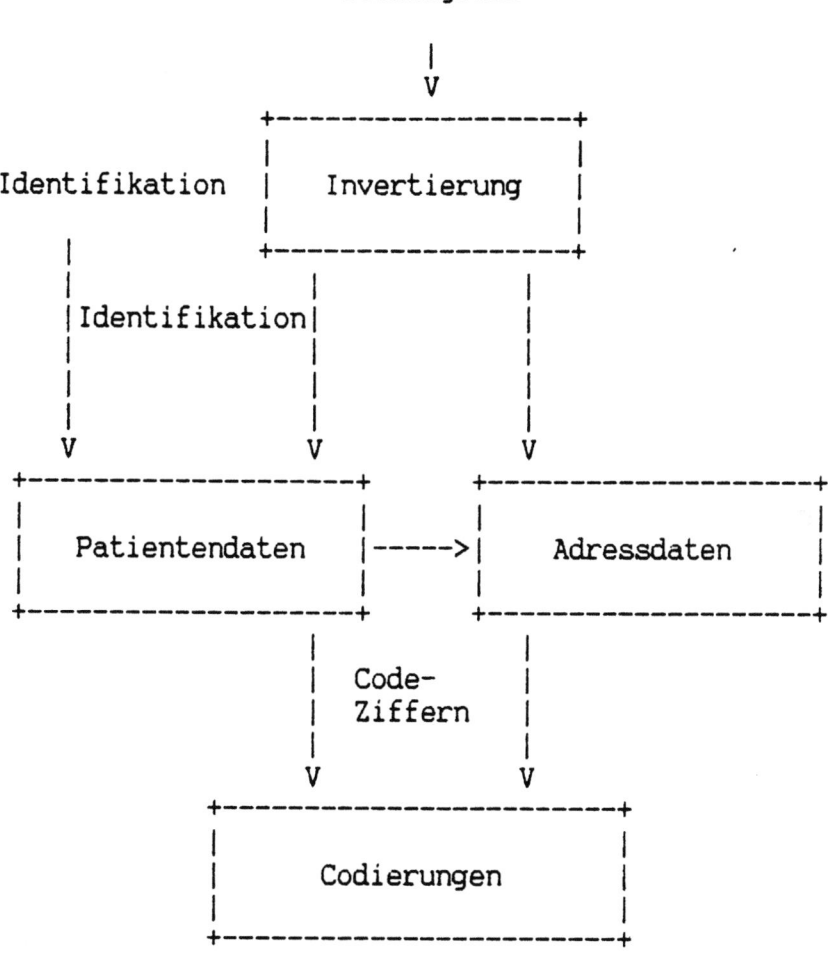

4.7.2.1. Identifizierungsmerkmal

Jeder Patientendatensatz ist durch eine Identifikation, die aus unveränderbaren Daten des jeweiligen Patienten vom System automatisch generiert wird, eindeutig identifizierbar. Datensätze, bei denen sich die gleiche Identifikation für verschiedene Patienten ergibt, werden durch eine Folgeziffer unterschieden, die das System nach vorherigem Hinweis auf das Vorhandensein einer gleichen Identifikation und nach erfolgter Bestätigung durch den Benutzer, daß es sich um einen noch nicht bekannten Merkmalsträger handelt, vergibt.

Als Identifikation wurde in KRAZTUR folgende Form gewahlt:

TTMMJJJJGNVNGF

TTMMJJJJ : Geburtsdatum (8-stellig)
GN   : die ersten zwei Buchstaben des Geburtsnamens
VN   : die ersten zwei Buchstaben des Vornamens
G   : Verschlusselung des Geschlechts (M/W)
F   : Folgeziffer

Beispiel:

Geburtsname   : Maier
Vorname   : Franz
Geburtsdatum   : 21.05.1952

Daraus ergibt sich die Identifikation: 21051952MAFRM1, wenn Franz Maier der erste Patient mit dieser Identifikation ist.

Fur den Patienten Friedrich Maurer, der zufallig am selben Tag geboren wurde, ergibt sich dieselbe Identifikation. Die zwei Identifikationen sind nur durch die Folgeziffer eindeutig trennbar. So erhalt Herr Maurer die Identifikation 21051952MAFRM2.

Fur den Aufbau der Identifikation wurde das Verfahren ubernommen, das im Rahmen der Klinikdokumentation der Heidelberger Universitatskliniken vorgesehen ist. Die Wahl und der Einsatz einer wie auch immer anders aufgebauten Identifikation ist ohne Schwierigkeiten moglich, da KRAZTUR intern mit eigenen Identifikationen arbeitet.

Da das gewahlte Verfahren mit unabhangig voneinander aufgebauter externer (fur den Benutzer erkennbarer) Identifikation und der jeweiligen Ruckmeldung an den Benutzer mit den hauptsachlichen personenbezogenen Merkmalsauspragungen im Klartext bei Mehrfachbesetzung einer Identifikation kaum die Moglichkeit der fehlerhaften Zuordnung von Daten bietet, wurde auf die Generierung einer Prufziffer verzichtet (38,39).

4.7.2.2. Logische Struktur

Die logische Struktur einer KRAZTUR-Datenbank gibt das folgende Beispiel im Ausschnitt wieder. Sie richtet sich nach den medizinischen Erfordernissen und ist im gewahlten Beispiel dem ADT-Vorschlag (Arbeitsgemeinschaft Deutscher Tumorzentren) fur die Dokumentation von Tumorerkrankungen angepasst.

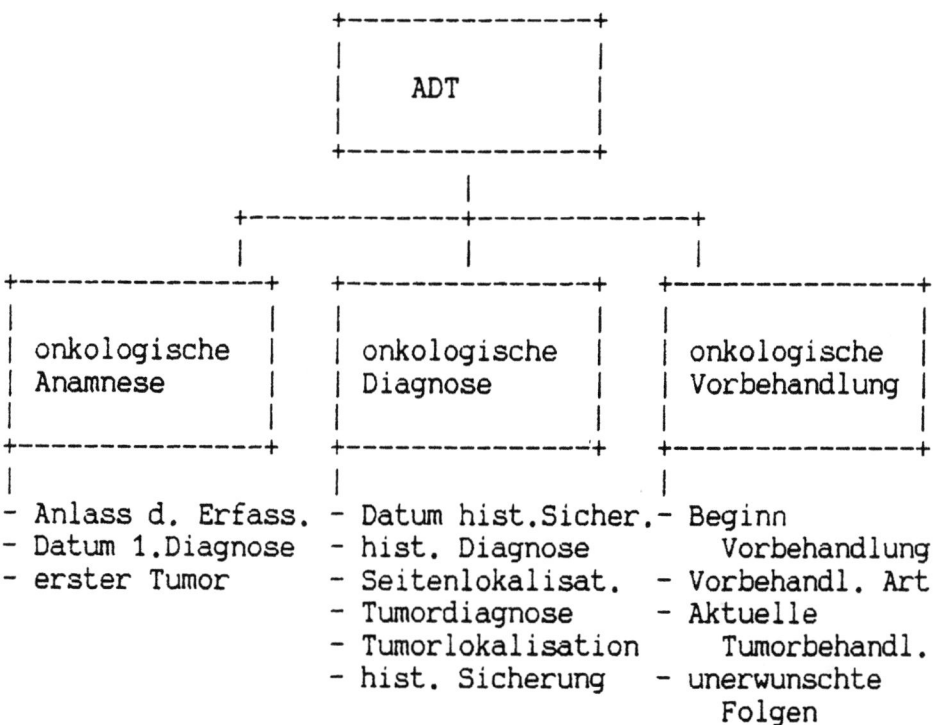

4.7.3. Inverted Files

In einem Informationssystem gespeicherte Daten mussen einfach und schnellstmoglich wiedergefunden werden. In KRAZTUR sind die Daten uber invertierte Files so organisiert, daß Datensatze z.B. uber Namen, Vornamen, Geburtsnamen oder -Geburtsdatum oder uber Teile daraus gesucht werden konnen.

Die Anlage invertierter Files fur beliebige andere Merkmale ist leicht moglich. KRAZTUR enthalt eine Invertierungs-Routine. Diese Routine wird durch eine Anweisung aktiviert. In dieser Anweisung ist angegeben, fur welche Merkmale ein invertierter File erstellt werden soll (z.B. Patientenname), und ob der Merkmalsinhalt und/oder der entsprechende Soundex-Code gespeichert werden soll. Über den Soundex-Code können Merkmalsauspragungen leicht gefunden werden, auch wenn die genaue Schreibweise (z.B. die verschiedenen Schreibweisen der Namen Mayer oder Schmidt) nicht bekannt ist (38,39).

4.7.4. Datenbankbeschreibung

Für die Anlage der Datenbank ist es erforderlich, die jeweiligen Merkmale genau zu beschreiben (Dateibeschreibung). Diese Beschreibung erfolgt ebenfalls im Dialog mit dem Benutzer, sie muss enthalten (38,39):

- Name der Datei
- Zugehörigkeit zur Datengruppe
- Name des Merkmals
- Modus (Beschreibung der Art der Merkmalsauspragung)
- Codierungsverweis
- logische Adresse in der Datenbank
- Feldnummer (Nummer des Elements innerhalb der Adresse)
- Invertierungshinweise.

4.7.5. Code-Dateien (Eigenschaftswerte)

Im KRAZTUR-System werden die meisten Merkmale codiert gespeichert. Die einzelnen Verschlüsselungen werden durch interne Code-Nummern unterschieden. Für jeden Benutzer können eigene Schlüssel definiert werden; die decodierte Form bei der Wiedergabe ist für alle Benutzer gleich. Diese benutzerspezifische Codierung ist dadurch möglich, daß jeder Code in eine Ziffer umgesetzt wird, die auf die Decodierung hinweist.

KRAZTUR enthält zwei Arten der Codierung: gesperrte und freie Codes. Gesperrte Codes sind vom System her fest vorgegeben und können nur vom System-Manager verändert werden (z.B. die Codes für den Personenstand l,v,g,w). Bei freien Codes kann sich der Benutzer die Codes selbst wählen, dabei weisen verschiedene Codes, die vom Benutzer für die gleiche Merkmalsauspragung vergeben wurden, im System auf die gleiche Ziffer hin (38,39).

Beispiel:

Code	Ziffer	decodierte Form
AOK ->	5 ->	Allg. Ortskrankenkasse
TK ->	6 ->	Techniker-Krankenkasse
TKK ->	6 ->	Techniker-Krankenkasse

Programmtechnisch wird dies durch zwei Globals realisiert.

Ziffer = ^CI (Codenummer, Code)
entschlüsselte Form = ^CO (Codenummer, Ziffer)

Die Globaleinträge für obiges Beispiel haben die Form:

```
^CI(3,"AOK")  = 5
^CI(3,"TK")   = 6
^CI(3,"TKK")  = 6
^CO(3,5)      = "Allgemeine Ortskrankenkasse"
^CO(3,6)      = "Techniker-Krankenkasse"
```

Im Patientendatensatz werden nur die Ziffern gespeichert, die die Verbindung zwischen Code und Decodierung herstellen.

4.8. Anweisungskonzept

Um die Moduln des Systems einheitlich und für den Benutzer komfortabel und möglichst einfach zu halten, wurde das sogenannte 'Anweisungskonzept' (Generatorprinzip) entwickelt.

Die Ziele des Anweisungskonzepts lassen sich mit folgenden Schlagwörtern definieren:

- Modularität
- Standardisierung
- Überschaubarkeit
- Einheitlichkeit
- Datenunabhängigkeit
- Anwendungsunabhängigkeit

Die benötigten Funktionen in einem Dokumentations- und Informationssystem lassen sich in verschiedene Moduln aufteilen:

- Dateneingabe
- Datenausgabe
- Schreiben in die Datenbank
- Suchen in der Datenbank
- Lesen aus der Datenbank
- Identifizierung von Merkmalstragern
- Darstellung von Retrievalergebnissen.

Das gesamte KRAZTUR-System beruht auf dem 'Anweisungskonzept', in dem bestimmte, immer wiederkehrende Verarbeitungsschritte standardisiert und zusammengefasst sind. Diese einzelnen Schritte sind als Anweisungen definiert. Das System enthalt nur 5 Anweisungsarten.

- Dialoganweisung
  Generierung von Dialogfragen am Bildschirm.

- In-Anweisung
  Fertigstellung der Funktion zum Lesen von Daten aus der Datenbank in den Hauptspeicher.

- Out-Anweisung
  Fertigstellung der Funktion zum Schreiben von Daten aus dem Hauptspeicher in die Datenbank.

- Sonderanweisung
  Moglichkeit zur Aufnahme zusatzlicher MUMPS-Befehle in Anweisungsfolgen.

- Druckanweisung
  Generierung von Texten, Listen und Tabellen in der Spool-Datei.

Eine entsprechende Folge solcher Anweisungen stellt die Realisierung einer bestimmten, gewünschten Anwendung dar (z.B. Erfassungsdialog). Dabei muss die Anweisungsfolge nicht zwingend sequentiell durchlaufen werden. Es ist moglich, Schleifen zu bilden oder bedingte Verzweigungen einzubauen. Mit dieser Moglichkeit konnen Dialogfragen nach Eingabe einer bestimmten Merkmalsauspragung übersprungen werden, oder die Textgenerierung kann uber jeweils aktuelle Merkmalsauspragungen gesteuert werden (datengesteuerte Arztbriefschreibung).

Durch die Anwendung dieser standardisierten Anweisungen ist die Schnittstelle zum Benutzersystem an jeder Stelle in jeder Anwendung genau definiert. Der Benutzer hat immer

die gleichen Möglichkeiten der Eingabe und erhalt die
volle Unterstützung durch das System (38,39).

4.8.1. Datenbankgenerator

Der erste Schritt zur Realisierung einer Anwendung ist die
Definition der zu erfassenden Merkmale. Dazu existiert im
System KRAZTUR der Dialog 'Datenbankgenerator' (Abb. 5).
Zunächst wird abgefragt, unter welchem Namen die Daten
abgespeichert werden sollen (Name des MUMPS-Global).
Anschliessend lauft der Dialog zur Abfrage aller weiteren
benotigten Angaben ab. Insgesamt werden die folgenden vom
System für jedes Merkmal benotigten Parameter erhoben:

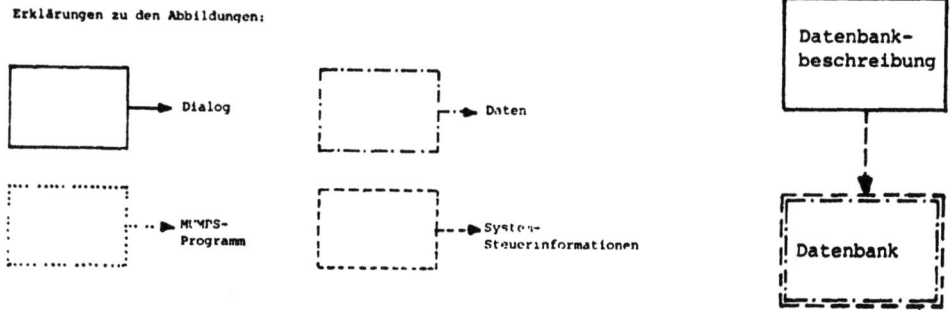

Abb. 5: Datenbankgenerator

- Name des Merkmals
  Mit dem Namen des Merkmals kann im gesamten System auf
  die Ausprägung dieses Merkmals zugegriffen werden. Der
  Name kann vom Benutzer frei gewahlt werden. Es ist
  jedoch sinnvoll, einen einpragsamen, nicht zu langen
  Namen zu wählen.

- Modus
  Durch mehrere verschiedene Angaben wird das
  entsprechende Datenelement naher beschrieben (z.B.
  codiert, invertiert, Wiederholgruppe, Pointer auf
  anderen Merkmalstrager, usw.).

- Variablenname
  Unter diesem Namen wird die Auspragung des Merkmals im Datensatz abgespeichert.

- Feldnummer
  Unter einem Variablennamen können die Auspragungen mehrerer Merkmale zusammengefasst abgespeichert werden. Die einzelnen Auspragungen werden dabei durch ein Trennzeichen getrennt; die Feldnummer gibt an, an welcher Stelle die jeweilige Auspragung steht.

- Codierung
  Angabe des Namens, unter dem Codes (Schlüssel) und ihre Bedeutungen abgespeichert sind. Damit wird erreicht, daß Codes, die haufiger erscheinen konnen, nur einmal als Klartext abgespeichert werden mussen.

- Invertierung
  Diese Eingabe beschreibt den Global, der die Daten fur die Invertierung enthalt.

- Korrekturnummer
  Diese Parameter werden bei der Dialogausfuhrung bei jedem Dialogschritt vor dem jeweiligen Fragentext ausgegeben. Uber diese Korrekturnummer kann der Benutzer schon eingegebene fehlerhafte Daten auswahlen und korrigieren.

- Hilfetext
  Der an dieser Stelle eingegebene Text wird bei der Dialogausfuhrung nach Eingabe eines Fragezeichens zur näheren Erlauterung der erlaubten Eingabe dem Benutzer angezeigt.

Alle Parameter konnen jederzeit geandert werden. Damit lasst sich die Benutzerfuhrung durch die sich aus der Praxis heraus ergebenden Ergänzungen des Hilfetextes immer besser gestalten. Die zu speichernden Merkmale werden zu Datengruppen zusammengefasst. Die Datengruppe 'Laborwerte' kann z.B. einzelne Merkmale wie Blutsenkung, Leukozyten, Thrombozyten, Hamoglobin etc. umfassen. Damit wird eine drastische Verminderung der Zahl der Plattenzugriffe erreicht, da doch sehr haufig bei einer Anfrage nicht nur ein Merkmal, sondern gleich eine ganze Merkmalsgruppe erfragt wird (38,39).

4.8.2. Dialoggenerator und Dialogmanipulator

Sind für alle zu erfassenden Merkmale die oben beschriebenen Angaben gemacht, wird aus dieser Beschreibung mit der KRAZTUR-Funktion 'Dialoggenerator' eine lauffähige Dialogversion generiert (Abb. 6). Dabei übernimmt der Dialoggenerator die Generierung der Anweisungen: Für die Identifizierung des Merkmaltragers, für das Lesen der Daten aus der Datenbank, für das Schreiben in die Datenbank, für die Invertierung etc.

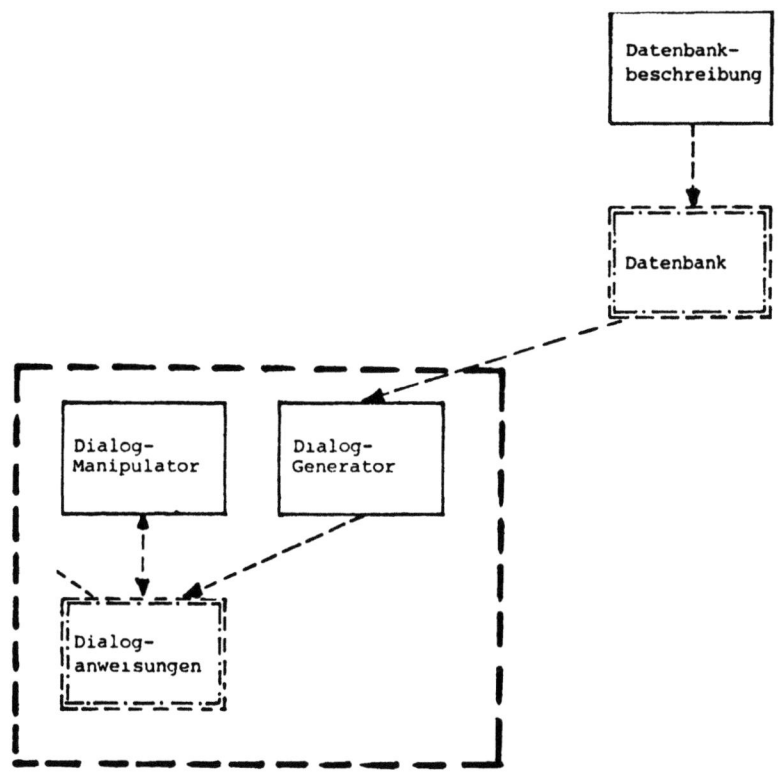

Abb. 6: Dialoggenerator und Dialogmanipulator

Der durch den Dialoggenerator erstellte Dialog ist eine Basisversion einer Anwendung des Systems KRAZTUR, die es erlaubt, Daten einzugeben, abzuspeichern und wiederzufinden.

Sollen die eingegebenen Daten bei den einzelnen Dialogschritten sofort mittels einer Plausibilitatsprüfung gepruft werden, so ist diese Prüfung auch nachtraglich mit der Funktion 'Dialogmanipulator' einzufugen (Abb. 6). Mit dieser Funktion kann ebenfalls in Abhangigkeit von den eingegebenen Daten die Ablauflogik verandert werden.

So konnen z.B. in einem Dialog bei Eingabe einer bestimmten Merkmalsauspragung die nachsten Fragen ubersprungen werden. Die Funktion 'Dialogmanipulator' erlaubt die sofortige Anpassung eines Eingabe-Dialogs an spezielle Wunsche des jeweiligen Anwenders. Auch die Funktion 'Dialogmanipulator' wird im Dialog bearbeitet (38,39).

4.8.3. Benutzergenerator

Bevor ein Benutzer einen neu generierten Dialog aufrufen kann, muss mit der Funktion 'Benutzergenerator' zuerst die Erlaubnis eingetragen werden, daß dieser Benutzer diesen speziellen Dialog anwenden darf (Abb. 7).

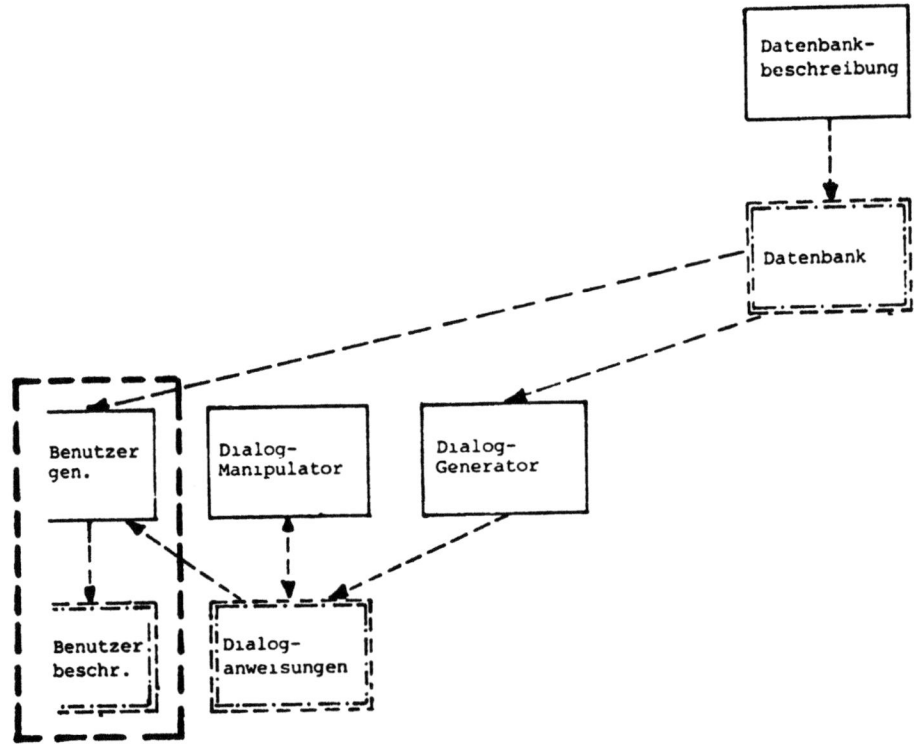

Abb. 7: Benutzergenerator

Nach diesem Schritt kann der Anwender 'seinen' Dialog aufrufen (38,39).

4.8.4. Retrievalgenerator

Hat der Benutzer mit Hilfe seiner Dialogfunktionen Daten erfasst und abgespeichert, bietet die 'Retrieval'-Funktion des KRAZTUR-Systems die Moglichkeit, diese Daten nach bestimmten vorzugebenden Kriterien zu durchsuchen (Abb. 8). Der Benutzer muss dabei zunachst angeben, auf welche Datengruppe er zugreifen will.

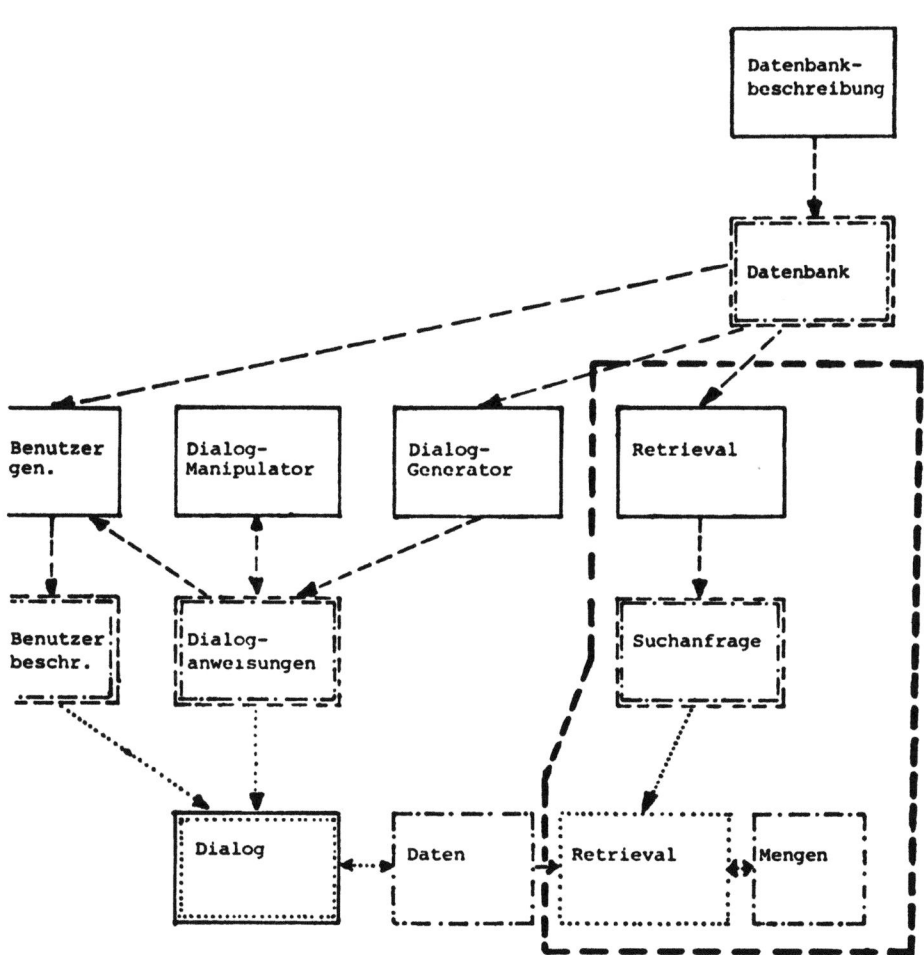

Abb. 8: Retrievalgenerator

Diese Funktion bietet auch die Moglichkeit, Ergebnismengen aus vorhergegangenen Retrieval-Laufen weiter zu verarbeiten. Das heisst, der Benutzer kann eine fruhere Suche durch zusatzliche Bedingungen weiter einschranken.

Wird fur die Suche kein Name einer Menge angegeben, erfolgt diese in der gesamten Menge der entsprechenden Merkmalstrager. Fur die Suche benotigt das System nur die Namen der Merkmale und die Bedingungen, denen die Merkmalsauspragungen genugen sollen. Jede Boole'sche Verknupfung ist moglich.

Das Ergebnis eines Retrievallaufs ist die Menge der Identifikationsdaten der Merkmalstrager, die den angegebenen Bedingungen genugen (38,39).

4.8.5. Sortierungsgenerator

Fur die weitere Verarbeitung von Ergebnismengen steht die KRAZTUR-Funktion 'Sortierung' zur Verfugung (Abb. 9). Mit dieser Funktion werden die Merkmalstrager in eine vom Benutzer beliebig vorgebbare Reihenfolge gebracht.

Der Benutzer wahlt im Dialog die Namen der Merkmale aus, nach denen sortiert werden soll. Das Ergebnis dieser Funktion ist die sortierte Menge der Identifikationsdaten der entsprechenden Merkmalstrager (siehe 4.11.3.) (38,39).

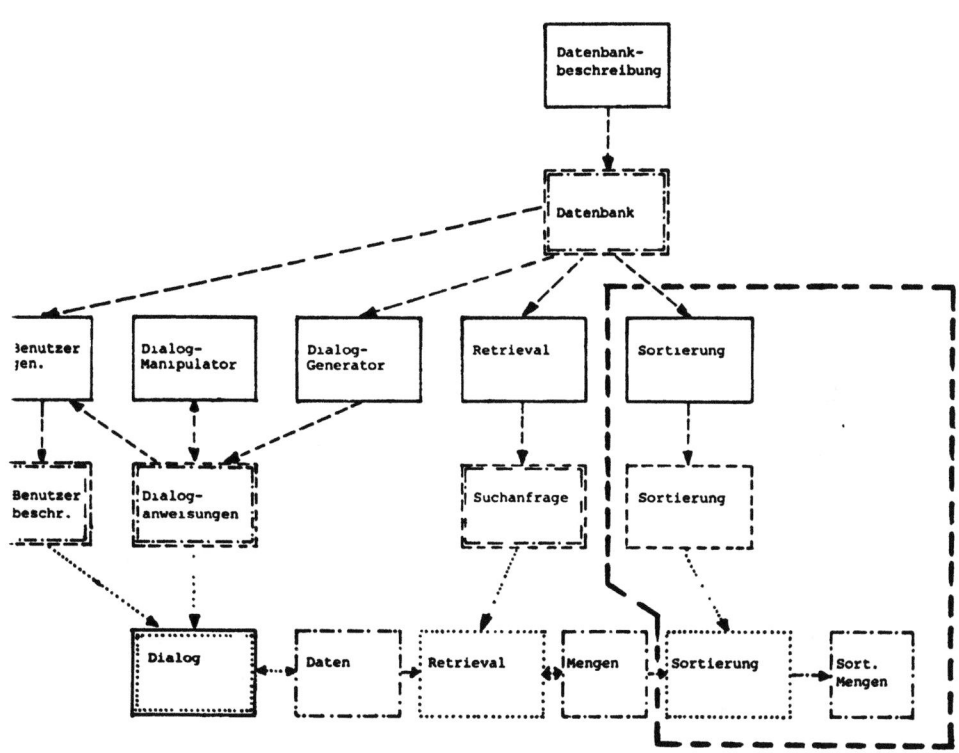

Abb. 9: Sortierungsgenerator

4.8.6. Druckgenerator

Der Benutzer kann im Dialog definieren, wie er die Ausgabe von Daten gestalten will. Es gibt die Möglichkeiten:

- Ausgabe als Liste
  Es werden alle angegebenen (gewünschten) Merkmale und ihre Auspragungen aufgelistet.

- Ausgabe als Tabelle
  Das System gibt die Auspragungen der angegebenen (gewünschten) Merkmale als Tabelle aus. Jede Spalte entspricht einem Merkmal.

- Ausgabe als fortlaufender Text
  Diese Moglichkeit wird bei der Generierung von Texten
  (z.B. Arztbriefe) eingesetzt.

Für die Generierung einer Druckfunktion sind nur die Namen der Merkmale anzugeben, deren Auspragungen ausgedruckt werden sollen (Abb. 10).

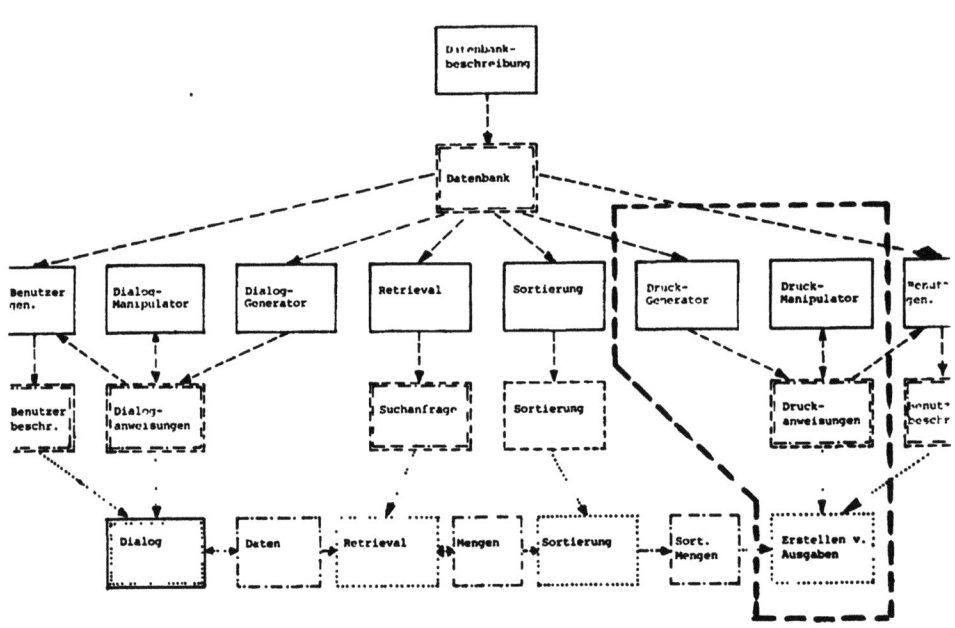

Abb. 10: Druckgenerator und Druckmanipulator

Der Druckgenerator generiert aus den Benutzerangaben und aus den entsprechenden Eintragen in der Datenbankbeschreibung die spezielle lauffähige Version einer Druckfunktion.

Weitergehende logische Bedingungen fur die datengesteuerte Textgenerierung (z.B. datengesteuerte Arztbriefschreibung) muss der Benutzer mit Hilfe der Funktion 'Druckmanipulator' in die durch den Druckgenerator erzeugte Druckfunktion einfugen (Abb. 10). Die Funktion

'Druckmanipulator' erlaubt es, jede Druckfunktion an die jeweiligen speziellen Bedurfnisse des Benutzers anzupassen.

Der Benutzer kann nach Aufrufen der Funktion nach Wunsch seine Ausgabe uber Bildschirm oder Drucker erhalten. In der Praxis hat es sich als sehr vorteilhaft erwiesen, sich eine Ausgabe erst am Bildschirm anzusehen und sie dann gegebenenfalls zu verbessern, um sie erst dann uber einen Drucker ausgeben zu lassen (38,39).

4.8.7. Histogrammgenerator

Die 'Histogramm'-Funktion ist eine spezielle Erweiterung der 'Retrieval'-Funktion. Der Benutzer kann dabei die Klassengrenzen der fur die Auszahlung herangezogenen Merkmalsauspragungen im Dialog vollig frei wahlen. Die Funktion kann auf die Gesamtmenge oder auf jede vorher durch die Retrievalfunktion ausgewahlte Teilmenge angewendet werden. Durch das sinnvolle Hintereinanderschalten von Retrieval- und Histogrammfunktionen konnen somit auch logisch mehrdimensionale Histogramme erstellt werden (siehe 4.11.2.) (38,39).

4.9. KRAZTUR-Dialoge

Beim Design des Datenerfassungsprogramms wurden folgende Forderungen bzw. Ziele aufgestellt:

- Durchschaubarkeit fur den Benutzer (erklarender Text wird auf Anfrage ausgegeben),
- keine zusatzliche Arbeit. Anpassung der Programme an Benutzer, nicht umgekehrt; z.B. keine manuelle Codierung oder Datum in starrem Format,
- Berucksichtigung der Besonderheiten der Arbeitsplatze,
- Korrekturmoglichkeit an jeder Stelle,
- differenzierter Datenschutz,
- kurze Anwortzeiten und geringer Hauptspeicherbedarf,
- Ubersichtlichkeit, leichte Anderungsmoglichkeiten.

Das Programm fur die Datenerfassung umfasst in der Routine folgende Moduln:

- Steuerung der Eingabe, Sprünge, Korrektur,
- Codierung von Merkmalen,
- Hilfefunktion bei Eingabe von '?' an jeder Stelle,
- Speicherungsoptimierung durch 'logische Ebene' (MUMPS-Charakteristikum),
- Prüfung der Daten auf Gültigkeit,
- Ausgabe der Daten am Ende eines Eingabeblocks aus dem Hauptspeicher auf die Platte.

Die im Dialog zu erfassenden Daten werden dabei grundsätzlich in logische Blöcke eingeteilt. Diese Blöcke können durch das Anweisungskonzept jederzeit neu definiert werden. Für jede Leistungsstelle kann so ohne Berücksichtigung der entsprechenden Dateiform ein eindeutig zugeschnittenes Erfassungsprogramm generiert werden.

Die Definition von logischen Eingabeblocken erfolgt mit Hilfe von benutzerspezifischen Satzbeschreibungen. Ein allgemein verwendbares Programm verarbeitet diese in Tabellenform vorliegenden Satzbeschreibungen als Steuerdaten zu einem individuellen Inputprogramm. Dabei wird alles, was bei jeder Dateneingabe gleich ist, vom Programm geleistet, und alles, was für eine bestimmte Dateneingabe typisch ist, steht in den speziellen Beschreibungen (38,39).

4.9.1. Eingabedialog

Nach Passieren der Zugangskontrolle wird von KRAZTUR sofort der Monitor gestartet. Der Benutzer benötigt keinerlei Systemkenntnisse; er bewegt sich nur in den KRAZTUR-Ebenen.

Die Benutzer sind in Funktionsklassen eingeteilt (Aufnahme, Arzt, Labor usw.). Jeder Funktionsklasse ist eine Menge bestimmter Monitorbefehle fest zugeordnet. So kann die Funktionsklasse 'Aufnahme' z.B. die Befehle 'Erfassung Basisdaten', 'Erfassung Nachsorgedaten' ausführen, während der Funktionsklasse 'Arzt' z.B. die Befehle 'Eintrag Diagnose oder 'Schreibe Arztbrief' zugeordnet sind. Weiterhin ist für jeden Monitor-Befehl spezifiziert, auf welche Daten er zugreifen kann.

Durch die Funktionsweise des Monitors ist gewährleistet, dass jeder Benutzer nur bestimmte Daten in bestimmter Art und Weise verarbeiten kann. Alle Programme können durch leicht verständliche Bezeichnungen gestartet werden.

Die Daten eines Patienten können - zum Schutz vor Datenverlust - nicht gleichzeitig an mehreren Terminals eingegeben oder verändert werden. Dies wird durch den MUMPS-spezifischen Lock-Befehl erreicht, der den entsprechenden Globalknoten, nicht aber den gesamten Global sperrt.

Der Benutzer kann sich die für ihn zugelassenen Funktionen durch Eingabe von "??" anzeigen lassen. Er erhält gleichzeitig eine kurze Erklärung und die zulässige Abkürzung der Namen der einzelnen Funktionen.

Die KRAZTUR-Dialoge sind a priori an keinen festen Ablauf gebunden; dieser wird erst bei der Funktionsgenerierung entsprechend der jeweiligen Anwendung festgelegt. Vereinheitlicht sind nur die unter 4.9.1.1. genannten elementaren Funktionen (38,39).

4.9.1.1. Steuerung der Eingabe

Die Steuerung der Eingabedialoge erfolgt entweder durch die zum Generierungszeitpunkt gesetzten Parameter oder datengesteuert durch die eingegebenen Merkmalsausprägungen.

Folgende Eingaben sind an jeder Stelle eines Dialogs möglich (38,39):

*	Überspringen aller Fragen bis Bildschirmende
**	Rücksprung zum Anfang der jeweiligen Funktion
***	Rücksprung zum Monitor, d.h. an die Stelle, an der die Funktionen ausgewählt werden können
****	Logisches Abschalten des Bildschirmgerätes (des Dialogs)
:?	Rücksprung zum Anfang des Blocks und Auflistung aller bisher eingegebenen Daten
:Zahl	Rücksprung zu der durch Zahl gekennzeichneten Frage zu Korrekturzwecken (s. Korrektur)
?	Ausgabe des Hilfetextes

?? Auflistung aller vorhandenen Merkmalsauspragungen.

Folgende Eingabe ist nur in der Korrekturzeile moglich:

Name   Sprung in den mit 'Name' bezeichneten Block.

4.9.1.2. Erkennung und Prüfung der Eingabe

KRAZTUR enthält zur formalen Prufung der Eingabe ein Verfahren das 'erkennt' ob eine Zeichenfolge eine bestimmte Struktur aufweist. So muss beispielsweise das Merkmal PLZ-Wohnort aus vier Ziffern, einem Leerzeichen, einem Grossbuchstaben sowie beliebigen weiteren Zeichen bestehen.

Ferner kann abgepruft werden, ob numerische Werte innerhalb vorgegebener Grenzen liegen. Eine formale Prufung erfolgt, wenn als Merkmalsauspragung 'freier Text' oder 'Wert' vorgegeben ist. Ein anderes Verfahren pruft ein eingegebenes Datum auf Gultigkeit.

Der Erkennungsmodul stellt daruber hinaus fest, ob in einem bereits gespeicherten Datensatz des geforderten Typs schon die eingegebene Zeichenfolge enthalten ist. Kommen mehrere Datensatze infrage, so werden sie in Kurzform aufgelistet, und der Benutzer kann durch Eingabe einer Zahl den gewunschten Datensatz auswahlen. Ist die Eingabe in keinem Datensatz vorhanden, kann dieser neu angelegt werden; falls sich der Benutzer nur verschrieben hat, kann er die richtige Eingabe wiederholen (38,39).

<u>Beispiel 1</u>

Ausgabe: Eingabe:

Arzt/Name   Maier

Ausgabe:
1 Maier   Allgemeinmed.   6900 Heidelberg
2 Maier   Innere Med.   6800 Mannheim

   Bitte Nummer oder (N)euaufnahme eingeben

Beispiel 2

Ausgabe:	Eingabe:
Arzt/Name	Kunze
Neuaufnahme ?	J
Geschlecht	m
VN Vorname	Emil
TI Titel	Dr.med.

4.9.1.3. Technik der Eingabe

Der Benutzer kann an jeder Stelle des Dialogs

- alte Eingaben korrigieren,
- mehrere Eingaben im voraus in einer Zeile eingeben,
- sich einen kurzen Hilfetext ausgeben lassen.

Bei Merkmalen, die Verweise auf Datensatze enthalten, kann sich der Benutzer die verschiedenen Eingabemoglichkeiten anzeigen lassen.

Haufig auftretende Eingaben konnen vom System vorgegeben werden (Defaultwerte). Diese auf dem Bildschirm erscheinende Ausgabe kann dann als Eingabe durch Drucken einer einzigen Taste bestatigt oder aber uberschrieben werden. Beispiel: Frage nach Nationalitat; Antwort (als Defaultwert vorgegeben): deutsch.

Jede Dialogfrage kann bei der Generierung durch Setzung eines entsprechenden Parameters als obligatorisch deklariert werden. Der Benutzer ist gezwungen, auf diese Fragen zu antworten, da das System sonst nicht weiter lauft. Als obligatorische Fragen sind z.B. alle Merkmale die zur Identifikation benutzt werden zu deklarieren (38,39).

4.9.2. Aufbau eines Blocks

Eine Bildschirmseite ist jeweils ein Block, er besteht aus:

Kopfzeile, bis zu 16 Fragen (bzw. Eingabezeilen) und Korrekturzeile

<u>Kopfzeile</u>

Blockname ********* Geburtsname, Vorname **********

Der Blockname am Anfang der Kopfzeile wird als Adresse für Sprunge in einen bestimmten Block benotigt; solche Sprunge in einen Block sind nur aus der Korrekturzeile eines Blockes moglich.

Beispiel:
Korrektur 'oa' bewirkt Sprung in den Block 'onkologische Anamnese'.

Der Aufbau einer Eingabezeile (Frage des Programms) ist im gesamten System gleich:

Nummer der Frage, Fragentext.

Die Fragenummer wird zu Korrekturzwecken benotigt, sie entspricht einem Sprungziel (ist nur innerhalb eines Blocks möglich).

In einer Korrekturzeile ist entweder eine 'leere' Eingabe (Enter-Taste) oder die Eingabe einer Sprungadresse (Blockname eines anderen Blocks oder Fragenummer innerhalb des gleichen Blocks) moglich (38,39).

4.9.3. Korrekturen

Während der Erfassung von Daten sind Korrekturen im gerade bearbeiteten Block prinzipiell an jeder Stelle moglich (nicht nur am Blockende in der Korrekturzeile). Korrekturen konnen ebenso bei allen bereits eingetragenen (gespeicherten) Daten auch spater erfolgen. Eine Unterstutzung erfolgt durch Editor-Funktionen.

Ausgabe	Eingabe
	:Zahl
	Der Doppelpunkt sagt dem System, daß eine Korrektur gemacht werden soll, die Zahl entspricht der Nummer der zu korrigierenden Frage (=Sprungziel). Sprungziel kann nur eine Frage des aktuell in Bearbeitung stehenden Blocks sein (Bildschirm). Soll eine Frage eines anderen Blocks korrigiert werden, so muss zuerst ein Sprung in den entsprechenden Block stattfinden (4.9.2.).
Zahl Fragentext: alter Inhalt	
Zahl Fragentext: _	Hier gibt es verschiedene Möglichkeiten zur Eingabe einer Korrektur:

- Text
  der alte Inhalt wird durch 'Text ersetzt.

- /alter Text/neuer Text
  Austausch von Textfragmenten: 'alter Text' wird durch 'neuer Text' ersetzt.

- _neues Textfragment
  'neues Textfragment' wird an den alten Text angehangt.

- LF (= Line Feed = Eingabetaste)
  alter Text ist gelöscht, es wird kein neuer Text eingetragen.

Durch die Eingabe von ':?' erhält man eine Auflistung aller bisher eingegebenen Daten des gerade bearbeiteten Blocks (38,39).

4.9.4. Codes

Codes dienen der Vereinfachung und Zeitersparnis bei der Datenerfassung. Sie werden verwendet, wenn haufig gleichlautende Eingaben gemacht werden müssen (z.B.

Krankenkassen). Eingegeben wird nur der Code; das System setzt immer automatisch den vollen Namen ein und gibt diesen dem Benutzer zur visuellen Kontrolle sofort auf den Schirm zuruck.

Entsprechend den beiden unterschiedlichen Anwendungsmoglichkeiten gibt es zwei verschiedene Arten von Codes: gesperrte und nicht gesperrte Codes. Bei gesperrten Codes sind alle Eingabemoglichkeiten festgelegt; vom Benutzer konnen keine neuen Codes aufgenommen werden. Die festgelegten Codes sind entweder auf Erfassungsformularen durch unterstrichene Buchstaben gekennzeichnet oder stehen in Klammern hinter den Antwortmoglichkeiten (z.B.: Familienstand = ledig, eingegeben wird nur 'l' oder verheiratet, eingegeben wird nur 'v').

Bei nicht gesperrten Codes hat der Benutzer die Moglichkeit, neue Codes aufzunehmen, wobei sich verschiedene Benutzer fur eine bestimmte Merkmalsauspragung verschiedene Codes selbst erstellen konnen.

<u>Aufnahme eines neuen Codes</u>

<u>Ausgabe</u>   <u>Eingabe</u>

(Frage des Systems)   ??/bekannter Code/neuer Code

- ?? -> Auflistung aller Codes und ihrer Bedeutungen
- Eingabe eines bekannten Codes (= Code steht bereits in der Code-Liste) -> das System akzeptiert die Eingabe.
- Eingabe eines neuen (dem System noch nicht bekannten) Codes -> folgender Dialog ist abzuarbeiten:

Gleiche Bedeutung wie bekannte Bezeichnung N/J
- Eingabe N -> System fragt nach 'Bedeutung' (= ausgeschriebene Form)
- J wird eingegeben, wenn bereits ein Code mit der gleichen Bedeutung vorhanden ist. Das System fragt nun nach dem

'Schlussel', worauf der bisher verwendete Code anzugeben ist. Beide Codes - bereits vorhandener und neuer - konnen parallel verwendet werden.

Nach Abarbeitung dieses 'Code-Aufnahme-Dialogs' fahrt das System mit dem Datenerfassungsdialog an der richtigen Stelle fort (38,39).

4.9.5. Defaultwerte

Ein Defaultwert ist eine vom System vorgegebene Eingabe für eine Merkmalsauspragung. Dieser vorgegebene Wert kann bestatigt oder überschrieben werden. Defaultwerte werden vom Benutzer bei allen Fragen eingesetzt, bei denen eine gleichlautende Eingabe sehr haufig erwartet wird. Diese Eingabe muss nicht jedesmal eingetippt werden, sondern es genugt 'LF' (drucken der 'Enter-Taste'), um den Inhalt des Defaultwertes zu ubernehmen. Muss eine anderslautende Eingabe gemacht werden, so erfolgt dies auf ubliche Art, wobei der Defaultwert auf dem Schirm uberschrieben wird.

Beispiel.: Nationalitat deutsch

Eingabemöglichkeiten: LF/andere Nationalitat

Soll auf eine Frage mit Defaultwert **keine** Eingabe gemacht werden (= Leerstring), so ist zuerst einmal die Leertaste und anschliessend LF zu betätigen (38,39).

4.9.6. Wiederholgruppen

Viele Merkmale konnen mehrere Auspragungen haben. Die zugehörigen Fragen oder Fragengruppen mussen entsprechend oft ausfüllbar sein. Zu diesem Zweck werden in Erfassungsprogrammen sogenannte Wiederholgruppen verwendet. Die Fragenummern bei Wiederholgruppen sind Dezimalzahlen, wobei die Ziffer nach dem Dezimalpunkt die Funktion eines Zählers für die Anzahl der Wiederholungen erfüllt. Der Benutzer kann selbst bestimmen, ob ein Merkmal als Wiederholgruppe angelegt werden soll. Die Anzahl der Wiederholungen ist nicht beschränkt.

Sind alle Fragen einer Wiederholgruppe beantwortet, so springt das System zur ersten Frage dieser Gruppe zuruck

(Schleife), um weitere Merkmalsauspragungen aufzunehmen. Erst wenn kein Eintrag (nur LF) mehr erfolgt, geht das System zur nachsten Frage weiter.

Beispiel

Ausgabe   Eingabe

63.1 Tätigkeit   Chemiearbeiter (PVC)
64.1 von - bis   1965 - 1969

63.2 Tatigkeit   Arbeiter (Zementwerk)
64.2 von - bis   1970 - 1978

63.3 Tatigkeit   LF (keine weitere Tatigkeit)

Das System löscht die Zeile 63.3 ..., und fahrt mit der nachsten Frage (Nr. 65) fort (38,39).

4.9.7. Fehlerprüfung

Sowohl fur die Bewertung der Daten der einzelnen Patienten als auch fur die wissenschaftliche Auswertung sind fehlerfreie Daten unerlasslich (90). Ein solches System muss so konzipiert sein, dass bei jeder Dateneingabe alles Prüfbare sofort abgepruft und korrigiert werden kann.

Mögliche Fehlerarten sind:

- unmögliche Merkmalsauspragungen
- Grenzuberschreitungen
- Plausibilitatsfehler.

Datentypen sind durch die Merkmalsauspragungen eindeutig festgelegt.

Für die beiden ersten Fehlerarten bieten sowohl gerade MUMPS bei der Programmierung der Prufungen durch Hereinnahme der Prufvorschriften in die Programmstatements als auch das KRAZTUR-System durch die Aufnahme der Prüfvorschriften direkt in die "Anweisungen" zur Zeit der Generierung neuer Dialoge auf der Basis der bestehenden Generierungsprogramme wesentliche Erleichterungen.

Die Prufung der Fehler der dritten Art bedarf einer

grundlichen Analyse und viel Erfahrung in der medizinischen Dokumentation. Die Fehlerprufungen der dritten Art mussen sowohl innerhalb der aktuellen Daten als auch unter Einbeziehung der schon in der Datei gespeicherten Daten durchgefuhrt werden.

In KRAZTUR sind folgende Fehlerprufungen moglich:

Formale und inhaltliche Prufung durch logischen Ausdruck

Für jedes einzugebende Merkmal kann ein logischer Ausdruck spezifiziert werden. Die Lange des Ausdrucks ist praktisch unbegrenzt. Er kann beliebige Klammerung enthalten. Die verfugbaren Operatoren sind:

Logische Operatoren: und, oder, nicht

Vergleichsoperatoren: gleich, großer, kleiner, nichtgleich
nichtgroßer, nichtkleiner

Textprufoperatoren: enthaltensein,
alphabetische Reihenfolge,
Pattern-Match

Der Pattern-Match-Operator pruft, ob eine Zeichenkette eine bestimmte formale Struktur hat.

Beispiel: V?NNNN" "A.E

Die Zeichenkette in der Variablen 'V' muss 4 Ziffern, ein Leerzeichen, einen Buchstaben und beliebige weitere Zeichen enthalten.

gultig ist: 6900 Heidelberg
ungultig: 69 Heidelberg

- Prüfroutinen

Bei der Eingabe jedes Merkmals konnen spezielle, auf einer Platte gespeicherte Routinen aufgerufen werden. In der Dialogsteuerung sind fur jedes Merkmal zwei MUMPS-Befehlszeilen vorgesehen. So konnen komplexe Verrechnungen und Prufungen vorgenommen werden (z.B. Datum) (38,39).

4.9.8. Verkettete Eingaben

Die Erfassungsdialoge des KRAZTUR-Systems stellen Fragen an den Benutzer. Er beantwortet jede einzelne Frage und betätigt die LF-Taste (Eingabe-Taste). Um dem Benutzer, wenn er schon mit dem System vertraut ist, eine schnellere Eingabe zu ermöglichen, können mehrere Eingaben verkettet und durch einmaliges Betätigen der LF-Taste dem System übergeben werden. In diesem Fall sind die einzelnen Eingaben durch ein Semikolon ';' zu trennen.

Beispiel: Frage: Geburtsname
            Antwort: Müller;Anton;1.1.40;m;;

Diese Eingabe wird vom System so verarbeitet, als würden die nächsten vier Fragen mit diesen Daten beantwortet. Die beiden aufeinanderfolgenden Semikolons am Ende der Eingabezeile bewirken eine leere Eingabe beim Merkmal 'Nachname'.

Am Bildschirm ergibt sich daraus folgendes Bild:

Geburtsname   Müller;Anton;1.1.40;m;;
Vorname   Anton
Geburtsdatum   01.01.40
Geschlecht   m
Nachname

Gleichbleibende Eingabe-Strings (z.B. Aufruf von Funktionen) können im KRAZTUR-System einmal definiert und unter einem frei wählbaren Namen abgespeichert werden (sog. Prozeduren). Der Benutzer gibt in Zukunft nur noch den Namen des Befehl-Strings an und das System verarbeitet die abgespeicherte Befehlsfolge.

Um dem System zu zeigen, daß es sich bei der Eingabe um den Namen einer Befehlsfolge handelt, muss das erste Zeichen der Eingabe ein '@' sein (38,39).

4.10. Organisationshilfen

Zur Erfüllung des Auftrages der Ärzte im Krankenhaus und in der Praxis, müssen ihnen durch die modernen Mittel der Informatik organisatorische Hilfen gegeben werden. Zu diesen Hilfen gehören ein Einbestellsystem (s. 4.3.3.) zur Überwachung, ein Schedulingsystem (s. 4.3.3.) zur möglichst effizienten Nutzung der Arbeitszeit, ein Überwachungssystem von Nachsorgestandards (s.u.) und ein externes Kommunikationssystem (Arztbriefschreibung s. 4.3.2.4.).

Für die Einführung eines automatisierten Arztbriefschreibungssystems gibt es folgende Gründe:

- Entlastung des Arztes und des medizinischen Personals
- schnellere Information des Hausarztes
- bessere Information des Hausarztes
- vergleichbare Information
- Kostenreduzierung.

An einen solchen automatisch erstellten Arztbrief werden hohe Anforderungen gestellt:

- kein Extraaufwand
- leichte Dateneingabe
- automatische Fehlerkontrolle
- Komfort für den Arzt
- gezielte Informierung.

Entsprechend den Einsatzmöglichkeiten und Anforderungen sind in KRAZTUR drei verschiedene Briefarten im Einsatz, die im Abschnitt 4.3.2. bereits ausführlich erläutert wurden.

Sowohl in der Diagnostik als auch in der Therapie werden mehr und mehr Standards entwickelt, die für Patienten ein Optimum an Sicherheit gewährleisten sollen. (z.B. Diagnostik und Therapie für Krebspatienten.) Diese Standards sind im System enthalten. Sie werden bei jeder Dateneingabe sowohl im diagnostischen als auch im therapeutischen Bereich angesprochen und mit den eingegebenen Daten verglichen. Eine Abweichung von den Standards erzeugt automatisch eine entsprechende Warnliste, die vom jeweiligen Chef abgezeichnet werden muss. Die Quittierung der gewollten Abweichung vom Standard muss dem System mit Datum und Namenskürzel eingegeben werden.

4.11. Auswertung

Zur Auswertung der im System KRAZTUR gespeicherten Daten stehen zwei Programme zur Verfugung:

- Retrieval
  Das Programm sucht in der Datenbank oder in einer vorher definierten Menge von Merkmalstragern nach bestimmten Merkmalsauspragungen, gibt die Anzahl der gefundenen Datensatze aus und legt auf Wunsch eine Ergebnisdatei an.

  Die Bildung solcher Ergebnisdateien kann unterschiedlich erfolgen:
    - sequentielles Durchsuchen der Grundgesamtheit,
    - Suche uber invertierte Merkmale,
    - Verknupfung von Untermengen von Datensatzen gleicher Art.
  Die Bedingungen, denen ein Datensatz genugen soll, konnen beliebige logische Verknupfungen und Klammerungen enthalten und werden im Klartext angegeben (z.B. Diagnose gleich Bronchial-Ca. ...).

- Histogramm
  Das Programm zahlt die Auspragungen eines Merkmals und gibt die Ergebnisse in Form eines Histogramms wieder.

Retrieval- und Histogrammfunktion lassen sich auf verschiedene Merkmalstrager anwenden (z.B. Patienten, Literaturstellen usw.). Die Zugriffe auf die jeweiligen Merkmalstrager sind in der Merkmalstragerbeschreibung definiert. Zur Erganzung dieser beiden Funktionen sind beliebige Sortierungen moglich (38,39).

4.11.1. Retrieval

Mit Hilfe der Retrieval-Funktion kann der Benutzer Fragen an die Datenbank stellen (z.B. wieviele und welche Patienten wurden einer bestimmten Therapie zugefuhrt?). Das Programm bietet die Moglichkeit, die gesamte Datenbank oder nur eine Teilmenge zu durchsuchen (106).

Nach Auswahl des entsprechenden Pools der Merkmalstrager gibt der Benutzer in der sog. Suchanfrage an, welches Merkmal gepruft werden soll. Es ist nicht notwendig, die

Merkmalsbezeichnung voll auszuschreiben, es genügt eine Abkürzung. Ist die Abkürzung nicht eindeutig, kann sich der Benutzer alle Möglichkeiten anzeigen lassen, aus denen er die gewünschte durch Angabe einer Zahl auswählen kann. Die Suchanfrage enthält einen Operator, der angibt, wie das ausgewählte Merkmal geprüft werden soll. Dieser Operator kann sowohl in Klartext als auch in MUMPS-Code angegeben werden. (z.B. gleich, kleiner, großer, enthalt, nichtgleich, nichtkleiner nichtgroßer, enthaltnicht). Der Rest der Suchanfrage besteht aus einer Merkmalsausprägung.

Der Modul prüft in der jeweiligen Datenbank, ob das ausgewählte Merkmal entsprechend dem angegebenen Operator mit dieser Ausprägung übereinstimmt. Die Suchanfrage, bestehend aus Merkmalsnamen, Operator und Merkmalsausprägung, kann durch logische Operatoren (und, oder, nicht, undnicht, odernicht) mit weiteren Suchanfragen verknüpft werden. Auch die logischen Operatoren können im Klartext oder in MUMPS-Code angegeben werden. Jede beliebige Klammerung ist möglich.

Die Identifikationen der Merkmalsträger, bei denen die Bedingung erfüllt ist, können auf Wunsch des Benutzers in einem Ergebnisfile gespeichert werden. Der Name dieser Datei ist frei wählbar. Existiert schon eine Datei mit diesem Namen, muss der Benutzer angeben, ob die entsprechende Datei vorher gelöscht werden oder ob sie bestehen bleiben soll. Wird eine bestehende Datei fortgeschrieben, entspricht das Ergebnis einem Retrieval-Lauf, bei dem zwei Suchanfragen durch 'oder' verknüpft sind (38,39).

4.11.2. Histogramm

Die Histogramm-Funktion ermöglicht die Auszählung, wie häufig verschiedene Ausprägungen eines Merkmals auftreten, und stellt das Ergebnis graphisch als Histogramm dar.

Nach Auswahl der Merkmalsträger kann die Prüfung des entsprechenden Merkmals entweder in der gesamten Datenbank oder nur in einer Teilmenge (bereits angelegte Ergebnismenge) erfolgen. Bei der Auswahl des Merkmals genügt eine Abkürzung des Merkmalnamens. Ist die Abkürzung nicht eindeutig, kann sich der Benutzer alle Möglichkeiten auflisten lassen, und er kann das gewünschte Merkmal durch Eingabe einer Ziffer auswählen.

Nach Angabe der Ausgangsmenge und des Merkmalsnamens muss der Benutzer die Klassengrenzen definieren. Entsprechend den angegebenen Grenzen werden die Auspragungen des ausgewählten Merkmals geprüft und in die jeweilige Klasse eingeordnet; anschliessend werden die einzelnen Klassen ausgezählt.

Handelt es sich bei den Ausprägungen des Merkmals um qualitative Daten (Klartext), so ist ein Operator anzugeben, der bei der Prüfung eingesetzt wird. Der Operator kann als Klartext oder in MUMPS-Code angegeben werden (gleich, großer, kleiner, enthalt, nichtgleich, nichtgrößer, nichtkleiner, enthältnicht).

Enthält das ausgewahlte Merkmal codierte Daten, und sollen alle Codeauspragungen als Klassengrenzen ubernommen werden, so mussen keine Klassengrenzen angegeben werden (nur LF-Taste); das System bestimmt die Klassengrenzen selbst.

Enthält das Merkmal quantitative Daten (Gewicht, Alter, usw.), werden die Klassengrenzen aus verschiedenen Werten berechnet. Der Benutzer gibt Anfangswert, Schrittweite und Klassenzahl an. Als Operator wird dabei 'kleiner' angenommen. Die Werte, die in keine der berechneten Klassen fallen, werden in Restklassen gezahlt.

Das fertige Histogramm kann wahlweise über Bildschirm oder über Schnelldrucker (s. Abb. 11) ausgegeben werden. Auch die Darstellung in vertikaler oder horizontaler Form kann der Benutzer wählen. Bei der Ausgabe uber Bildschirm wahlt das Programm die Einteilung auf der Haufigkeitsachse so, daß das gesamte Histogramm auf dem Schirm dargestellt werden kann. Die Ausgabe auf dem Drucker geschieht im Originalzustand (38,39).

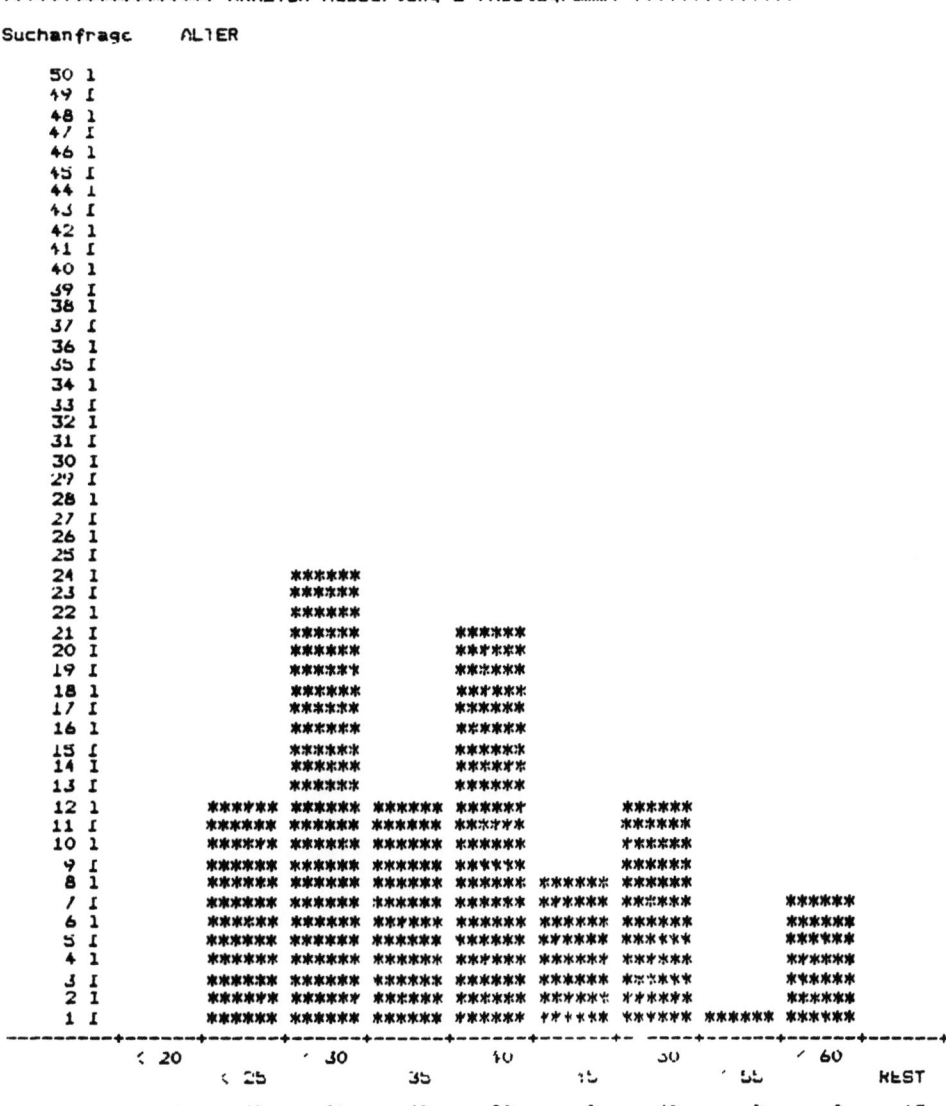

Abb.11: Histogramm

4.11.3. Sortierung

Mit der SORT-Funktion kann der Benutzer Listen erstellen, die nach einem beliebigen Merkmal sortiert sind. Die ausgegebene Liste enthalt

- Merkmalsauspragung (Sortierkriterium)
- I-Zahl
- Nachname
- Vorname
- Wohnort

des jeweiligen Patienten. Bei der Sortierung konnen alle Datensatze der Datenbank oder nur Teilmengen berücksichtigt werden. Bei der Verarbeitung von Teilmengen ist der Name der Menge anzugeben. Die Auswahl des Sortierkriteriums erfolgt durch Angabe des Merkmalsnamens. An dieser Stelle kann auch eine Abkurzung eingegeben werden. Ist diese nicht eindeutig, werden alle Möglichkeiten aufgelistet, und der Benutzer muss das entsprechende Merkmal auswahlen. Die Ausgabe der Liste kann wahlweise uber Terminal oder Drucker erfolgen.

Um eine sortierte Liste ausgeben zu konnen, wird eine nach dem entsprechenden Merkmal invertierte Datei aufgebaut. Für die Merkmale, die automatisch vom System invertiert werden (Nachname, Geburtsname, Vorname, Geburtsdatum und Diagnose) ist dies nicht notwendig. Der Ausdruck der invertierten Datei liefert die entsprechend sortierte Liste (38,39).

5. Andere Generator- oder Trägersysteme

Die Idee, Systementwicklungen zu generalisieren und das grundsätzliche Design und Programmierung in eine fruhere Phase zu legen, ist nicht neu. U.a. hat Reichertz schon seit Beginn der 70er Jahre (94,95) auf die Notwendigkeit der generellen theoretischen Durchdringung von medizinischen Informationssystemen und der Entwicklung von Generator- oder Tragersystemen hingewiesen.

Das Ergebnis dieser theoretischen Überlegungen von Reichertz waren die in der MHH (Medizinische Hochschule Hannover) implementierten Systeme DADIMOPS (Data DIrected Medically Oriented Processing System 108,112,128,129) und DIES (Data Interpretation and Evaluation System), von denen DADIMOPS unten näher beschrieben wird. Auch Giere hat in den Sysytemen DUSP und DUTAP (50) schon früh viele Elemente eines Generatorsystems verwendet. Das im Massachusetts General Hospital, einem Software-Haus und Digital Equipment Corp. entwickelte COSTAR-5 (COmputer STored Ambulatory Record (27)) enthält einige Features, die es als Generatorsystem erscheinen lassen.

Zum Unterschied zu KRAZTUR, das auf Minicomputer realisiert ist, wurde DADIMOPS auf einem Grossrechner (IBM-360/67) entwickelt. DADIMOPS selbst ist ein vollständiges Trägersystem, mit Hilfe dessen sich der Benutzer seine Anwendungen (beim ersten Mal sicherlich mit Unterstützung) für die Dokumentation selbst generieren kann. Die mit DADIMOPS erzeugten Anwendungssysteme enthalten alle Dialogfunktionen für die Datenerfassung, Fehlerprüfung, Speicherung, Retrieval, Up-date und einfacher Datenprasentation. Es sind keine Moduln für die Auswertung, Interpretation und aufwendiger Präsentation vorgesehen, da diese durch das System DIES abgedeckt werden. Das System DADIMOPS beinhaltet auch die Möglichkeit, die Programmablauflogik, abhängig von jeweiligen Merkmalsausprägungen, dynamisch zu verändern.

Zur Generierung einer lauffähigen Anwendung gibt der Anwender Steuerdaten (Parameter) zur Beschreibung seiner Daten (einschliesslich Prüfvorschriften) und der gewünschten Ein- und Ausgabeformate (Bildschirmaufbau, Dialogaufbau) an. Die Eingabe dieser Parameter und die Generierung der Anwendung erfolgen nicht im Dialog.

Durch DADIMOPS erzeugte Anwendungssysteme sind sehr flexibel und komfortabel. So kann die Suche nach bestimmten Datensätzen (Patienten) sowohl nach der I-Zahl als auch nach dem Namen (bzw. Namenskürzeln) erfolgen. Nach erfolgter Identifizierung eines Satzes können die generierten Bildfolgen sowohl sequentiell verarbeitet (z.B. zum Ansehen der Daten) als auch gezielt (z.B. zum Update der Daten) angesprungen werden. Das System enthält durch die Eingabe von '?' oder '??' gute Hilfe-Funktionen.

Die in der Generierungsphase festzulegenden Schutzfunktionen (tabellengesteuert) sind sehr weitreichend; sie gehen bis auf die Feldebene hinunter. Ebenfalls in der Generierungsphase können Defaultwerte gesetzt werden. Der Anwender setzt damit Werte (Eigenschaften) für Merkmale ein, von denen er annimmt, dass sie häufig auftreten. Diese braucht er dann in der Eingabephase nur noch zu bestätigen oder ggfs zu überschreiben.

Die während der Eingabe durchzuführenden Fehlerprüfungen werden auch durch Parameter festgelegt. Plausibilitätsprüfungen, d.h. die Prüfung einer Eigenschaft in Abhängigkeit von einer anderen Eigenschaft, sind allerdings nur durch Programmieraufwand einzubauen.

Bei der Generierung der Ablauflogik kann festgelegt werden, daß nach Eintreten einer Bedingung nicht sofort, sondern erst nach weiteren 'n' Schritten ein gezielter Sprung erfolgen soll (diese Möglichkeit besteht in KRAZTUR nicht). Sprünge in Ausgabefunktionen sind allerdings nicht möglich.

Die Flexibilität von DADIMOPS zeigt sich ebenfalls bei der Generierung der zu benutzenden Datenendgeräte. Das System unterstützt auch sehr komplizierte Funktionen der Bildschirme wie Light-pen und verschiedene Helligkeiten.

Änderungen oder Ergänzungen der Merkmale oder Merkmalsausprägungen, der Ablauflogik, der Wahl eines anderen Terminals, der Fehlerprüfungen und Schutzfunktionen bedürfen jeweils eines neuen Generierungslaufes im Batch. Mit der Einbettung von DADIMOPS in ein PL/I-Environment sind die Grenzen hinsichtlich der Flexibilität der Datenspeicherung (auch ein nicht ausgefülltes Merkmal braucht Speicherplatz) und des etwas umständlicheren Arbeitens mit Feldern variabler Länge abgesteckt.

Das im Massachusetts General Hospital gemeinsam mit dem

Center for Health Service Research und der Firma Digital Equipment Corp. (DEC) entwickelte System COSTAR-5 ist bereits in einigen amerikanischen Krankenhäusern und Ambulatorien eingesetzt (20). COSTAR ist von der Anlage her kein Generatorsystem wie DADIMOPS oder KRAZTUR, enthält jedoch viele Elemente eines solchen Systems, sodaß es hier kurz erwähnt werden soll. COSTAR ist ebenfalls (wie KRAZTUR) in MUMPS geschrieben.

Auch für die Designer von COSTAR-5 (11,27) stand die Flexibilität im Fordergrund. "Such flexibility is required in a medical information system intended for adaptation to many styles of practice." (Barnett et al. 11, Seite 1229). Diese Flexibilität wird in COSTAR auch über die freie Wahl von Merkmalen und Merkmalsausprägungen erreicht, die alle in ein 'COSTAR directory' eingestellt werden. Die Erfassungsdialoge werden anhand der gewünschten Merkmale generiert.

Ausserdem kann sich jeder Anwender aus den vorhandenen Moduln sein System zusammenstellen, das jederzeit durch Hinzufügen neuer Moduln ausbaufähig ist. Das System enthält auch ein Appointment und Scheduling Modul und einige (allerdings fixe) Arten der Datenpräsentation. Für zusätzliche Wünsche ist in COSTAR ein Report Generator (CRG) eingebaut, der vom Anwender benutzt werden kann.

COSTAR arbeitet nur mit grossen Buchstaben. Der Grund dafür ist nicht einzusehen, denn sowohl MUMPS als auch alle heutigen Terminals unterstützen die Gross-/Klein-Schreibung. Das System wird grundsätzlich nur mit Datenerfassungformularen, auf denen in Art einer Scheckliste die relevanten Ausprägungen angekreuzt werden, eingesetzt. Die Datenerfassung erfolgt davon unabhängig in einem zweiten Schritt.

Giere hat die Systeme DUSP und DUTAP für das System DOC (Doctors Office Computer) (52) eingesetzt. DOC mit IATROS (Informationsaufbereitendes Text-Retrieval orientiertes System) (53) sind die Grundlagen von BAIK (Bund/Länder Vorhaben zur Einführung einheitlicher Befunddokumentation und Arztbriefschreibung in Krankenhäusern) (51).

6. Zusammenfassung

Unter Beachtung der Prämissen und der Forderungen, die in den ersten beiden Teilen der Arbeit eingehend dargestellt worden sind, wird im dritten Teil ein realisiertes Krankenhaus-Informationssystem beschrieben. Das Konzept basiert auf dem Generatorprinzip. Der Benutzer soll weitgehend frei von Zwängen durch die EDV-Anlage gehalten werden und sich selbst 'sein' System entwickeln können.

Das auch medizinisch äusserst wichtige Moment der Einhaltung von Standards sowohl in der Diagnostik als auch in der Therapie kann voll berücksichtigt und angewendet werden. Der Schutz der persönlichen Daten eines Patienten vor Missbrauch kann viel stärker gewährleistet werden als in einem konventionellen System; gewisse Zwänge für alle Beteiligten sind hierbei nicht zu umgehen.

Organisatorisch sieht das System bisher keine gekoppelte Datenerhebung und Datenerfassung vor. Die Datenerhebung erfolgt auf Krankenblättern in Form von 'Check-Listen', die systemgerecht gestaltet sind. Die Datenerfassung kann unabhängig von der Erhebung im Dialog durchgeführt werden. Das Abbild des Erhebungsbogens (Krankenblatt) entspricht dem Abbild auf dem Bildschirm. Die Entkoppelung von Erhebung und Erfassung hat den Vorteil der Unabhängigkeit der Routinearbeiten vom EDV-System.

KRAZTUR ist nach neuesten Erkenntnissen und Gesetzen gegen Datenverlust und missbräuchliche Benutzung der Daten abgesichert. Ein Re-Start des Systems nach Zusammenbruch, auch bei eventuell beschädigter Datei, ist ohne Schwierigkeiten durchzuführen. Nur die gerade auf dem Bildschirm angezeigten oder eingegebenen Daten sind vernichtet.

Unser Ziel, ein flexibles, komfortables, sicheres und preiswertes Organisations- und Dokumentationssystem als Ausgangsbasis für ein integriertes Krankenhaus-Informationssystem zu erstellen, scheint erreicht worden zu sein. KRAZTUR wird z.Z. ausser in Heidelberg an der Medizinischen Hochschule Hannover, im Bundeswehr-Krankenhaus in Hamburg, in der Klinik Oberwald (Grebenhein), in der Medizinischen Akademie Lubeck, im Landeskrankenhaus Salzburg und in der Fachklinik Hornheide eingesetzt. 1982 sind Implementierungen im Tumorzentrum Marburg/Giessen und im polnischen Krebsforschungszentrum in Warschau vorgesehen.

7. Literatur

1 Adam, W.E., Bitter, F. und Lorenz, W.J.: Einsatzmöglichkeiten der elektronischen Datenverarbeitung in der Nuklearmedizin. Münch.med. Wschr. 113 (1971) 929-933

2 Adlassnig, K.-P., Lischka, M.F.: Lernen und Prüfen mit dem interaktiven computerunterstützten Unterrichtssystem ICUS: Beispiel 'Anatomische Propädeutik'. In Barber, B., Gremy, F., Überla, K., Wagner, G. (Eds): Medical Informatics Berlin 1979. Springer, Berlin - Heidelberg - New York 1979, 37-50

3 Assmann, K., Böhm, K., Göbel, U., Koch, J., Köhler, C.O.: Theoretische und experimentelle Untersuchungen zum degressiven Pflegesatz. Krankenhaus Umschau 3 (1978) 152-156

4 Assmann, K., Böhm, K., Göbel, U., Koch, J., Köhler, C.O.: Der degressive Pflegesatz - ein Mittel zur Vermeidung weiterer Kostensteigerungen im Krankenhaus? In Ehlers, C.Th., Klar, R. (Hrsg.): Informationsverarbeitung in der Medizin. Springer, Berlin - Heidelberg - New York 1979, 215-223

5 Aubel, P.van, Eberhard, G.: Das Krankenhauswesen. In Peters, H. (Hrsg.): Handbuch der kommunalen Wissenschaft und Praxis. Bd. 2: Kommunale Verwaltung. Springer, Berlin - Göttingen - Heidelberg 1957, 464-479

6 Augspach, M.: Integration der Kommunikationsstruktur der kardiologischen Abteilung in das Zentralklinikum in Augsburg. Diplomarbeit, Fachzweig Med. Informatik, Universität Heidelberg / Fachhochschule Heilbronn, 1981

7 Babbage, Ch.: Passages from the life of a philosopher. Longman and Green, London 1864.

8 Ball, M.J.: An overview of total medical information systems. Meth.Inform.Med. 10 (1971) 73-82

9 Ball, M.J., Jacobs, S.E.: Information systems - the status of level 1. Hospitals 16 (1980) 179-186

10 Ball, M.J., Boyle, T.M.: Hospital information systems - past, present and future. Hosp.Finan.Manag. 34 (Febr. 1980) 12-24

11 Barnett, G.O., Justice, N.S., Somand, M.E. et al.: COSTAR - A computer-based medical information system for ambulatory care. Proc. IEEE 9 (1979) 1226-1237

12 Becker, H., Casper, K., Smidt, U.: Computereinsatz in einem Routine-Krankenhaus. In Pöppl, S.J. (Hrsg.): Praxis des Rechnereinsatzes in der Medizin. Hanser, München - Wien 1978, 111-119

13 Becker, J., Hayes, R.M.: Information, Storage and Retrieval. John Wiley and Sons, New York 1974

14 Beggs, S., Vallbona, C., Spencer, W.A., Jacobs, F.M., Baker, R.L.: Evaluation of a system for on-line computer scheduling of patient care activities. Comput.biomed.Res. 4 (1971) 634-654

15 Bischoff, R.A., Bischoff, I.: Nachsorgekliniken. Firmenschrift der Firma Prognos, Basel 1970

16 Bock, H.E.: Fortschritt und Sicherheit in der praktischen Medizin. In Rohrmoser, G., Lindenlaub, E. (Hrsg.): Fortschritt und Sicherheit. Schattauer, Stuttgart - New York 1980, 11-24

17 Böhm, K., Hahne, W., Köhler, C.O., Wagner, G.: Datenschutz durch rechnerinterne Vercodung. Z.f.Datenverarbeitung 10 (1972) 377-379

18 Böhm, K., Köhler, C.O., Thome, R.: Historie der Krankengeschichte. Schattauer, Stuttgart - New York 1978

19 Bokelmann, D.: Das klinische Krebsregister. Habilitationsschrift, Med. Fak., Universität Heidelberg 1975

20 Bowie, J.E., Kerlin, B.D.: A multi-clinic implementation of COSTAR-5. In Lindberg,D.A.B., Kaihara,S. (Eds): MEDINFO 80. North-Holland, Amsterdam 1980, 862-866

21 Brinkhous, K.M.: Use of the computer in inventory control in the blood bank. Bibl.hämat. 29 (1968) 942-946. Proc.11th Congr. int. Soc. Blood Transf., Sydney, Aug. 24-29, 1966. Karger, Basel 1968.

22 Buchstaller, W.: Koordination und Kooperation der Datenverarbeitung im österreichischen Gesundheitswesen. In Heiser, A., Leitgeb, H., Wieser, H. (Hrsg.): Datenverarbeitung in allgemeinen Krankenhäusern. ADV-Selbstverlag, Salzburg 1976, 151-170

23 Caceres, C.A., Abraham, S.: Computer use in health and medical research - role for computers in heart disease control. Amer.J.publ.Hlth. 53 (1963) 582-593

24 Collen, M.F.: General requirements for a medical information system (MIS). Comput.biomed.Res. 3 (1970) 393-406

25 Cook, E.: Life of Florence Nightingale. Macmillan, London 1913

26 Coombs, G.J., Murray, W.R. and Krahn, D.W.: Automated medical histories. Comput.biomed.Res. 3 (1970) 178-181

27 COSTAR - Functional Specifications. Mass. General Hospital, Boston 1977

28 Dalenius, T.: Operation research in medical work. (SJURA Stockholm, um 1967, masch.-schr.vervielf.)

29 Dammann, U.: Die falsche Front oder Wissenschaft und Datenschutz. DUZ (1981) 608-611

30 Dorenfest, S.I.: Hospitals' computer costs will rise dramatically during next five years. Mod., Hlth. Care 10 (May 1980) 73-76

31 Dowling, A.F.: Do Hospital Staff Interfere with Computer System Implementation? HCM-Review, MIT, A.P.Sloan School of Management, Cambridge (Mass.) Foll 1980

32 Dusberger, W., Henn, W.: Patientendurchfluss-Studie der Allgemeinen Ambulanz und der Röntgenabteilung der Ludolf-Krehl-Klinik Heidelberg (Medizinische Universitätsklinik). Dissertation, Med. Fak., Universität Heidelberg 1976

33 Dusberger, W., Henn, M., Köhler, C.O. Meinzer, H.P., Schäfer, D.O.: Analyse der Durchgangszeiten in Ambulanz und Röntgenabteilung einer medizinischen Klinik. In Wagner, G., Köhler, C.O. (Hrsg.): Interaktive Datenverarbeitung in der Medizin - Mensch-Maschine-Dialog. Schattauer, Stuttgart - New York 1976, 331-337

34 Eggstein, M., Kenzelmann, E., Knodel, W., Allner,R.: Organisatorische Konsequenzen von Automation und Datenverarbeitung im klinisch-chemischen Laboratorium. Ärztl.Lab. 13 (1967) 64-70

35 Ehlers, C.Th., et.al.: Datenverarbeitung in Kliniken der Georg-August-Universität Göttingen. Selbstverlag, Göttingen 1979

36 Ehlers, C.Th.: Das Kommunikationssystem IBM 3750 zur Datensammlung in einem klinischen Informationssystem. IBM-Seminar Bad Liebenzell im Februar 1975

37 Ehlers, C.Th.: EDV als Führungsinstrument von klinischen Einrichtungen. Vortrag Göttingen 8.11.1977

38 Ellsässer, K.-H., Hönicke, E., Offenhäuser, K.-H.: KRAZTUR - Technical Report Nr.2, Tumorzentrum Heidelberg/Mannheim 1979

39 Ellsässer, K.-H., Hönicke, E., Offenhäuser, K.-H.: KRAZTUR - Technical Report Nr.3, Tumorzentrum Heidelberg/Mannheim 1980

40 Ellsässer, K.-H., Hönicke, E., Offenhäuser, K.-H.: Selbstgestrickter Editor als Codierzeitraffer. Computerwoche 28, Oktober 1978

41 Ellsässer, K.-H. Köhler, C.O.: Einbestellsystem für eine onkologische Nachsorgeambulanz. Vortrag, GMDS-Jahrestagung, Köln, 9.-11. Oktober 1978

42 Ellsässer, K.-H., Köhler, C.O.: Krebsnachsorge mit rechnergestütztem System. In Barber, B., Gremy, F., Überla, K., Wagner, G. (Eds): Medical Informatics Berlin 1979. Springer, Berlin - Heidelberg - New York 1979, 304-313

43 Ellsässer, K.-H., Hepperle, G., Hönicke, E., Offenhäuser K.-H.: Datenpräsentation und Verlaufsdarstellung im Arztbrief und am Bildschirm. In Möhr, J.R., Köhler, C.O. (Hrsg.): Datenpräsentation. Springer, Berlin - Heidelberg - New York 1979, 177-185

44 Farrel, M.W., Myers, J.R.: A methodology for the software design of a medical information system. IEEE Transact. biomed. Engry 28 (1981) 604-606

45 Fehler, J., Kandziora, G., Neuhaus, H.: Struktur der Verweildauer im allgemeinen Krankenhaus. Krankenhaus 61 (1969) 3-8

46 Flynn, H.W.: Considerations in food transport systems. Hospitals 39 (1965) 89-93

47 Frey, G.: Modell eines Arztbriefsystems für eine integrierte onkologische Einrichtung. Diplomarbeit, Fachbereich Med. Informatik, Universität Heidelberg / Fachhochschule Heilbronn 1977

48 Fuchs, G.: Geleitwort. In Wersig, G.: Das Krankenhaus-Informationssystem (KIS). Verlag Dokumentation, München/Pullach - Berlin 1971,

49 Gesundheitswesen und Ökonomie. Die Wirtschaft, Berlin 1970

50 Giere, W., Baumann, H.: Zur Erfassung und Verarbeitung medizinischer Daten mittels Computer. 1.,2. u. 3., Meth. Inform. Med. 8 (1969) 11-18, 197-200, 10 (1971) 19-25

51 Giere, W.: BAIK - Benutzerinformation. Abteilung für Dokumentation und Datenverarbeitung, Zentrum der Medizinischen Informatik, Klinikum der Universität Frankfurt, 23.1.80

52 Giere, W.: DOC - Einführungsstrategie. Abteilung für Dokumentation und Datenverarbeitung, Zentrum der Medizinischen Informatik, Klinikum der Universität

Frankfurt, 25.1.80

53 Giere, W.: IATROS - Benutzerhandbuch. Abteilung für Dokumentation und Datenverarbeitung, Zentrum der Medizinischen Informatik, Klinikum der Universität Frankfurt, 1.9.80

54 Greiller, R. et al.: Datenverarbeitung in den bayrischen Universitätskliniken. Aufgaben Konzept und Stand der Realisierung. data report 16 (Heft 2 1981) 18-22

55 Heiser, A., Leitgeb, H., Wieser, H. (Hrsg.): Datenverarbeitung in allgemeinen Krankenhäusern. ADV-Selbstverlag, Salzburg 1976

56 Horbach, L.: Computersimulationen zur Prüfung von Zuteilungsplänen für therapeutische Vergleiche. Berl. Ärztekammer 5 (1968) 334-337

57 Horn, G.: Datensicherung. ÖVD 1 (1971) 99-103

58 Howe, G.R., Lindsay, J.: A generalized iterative record linkage computer system for use in medical follow-up studies. Comput. biomed. Res. 14 (1981) 327-340

59 Jacobs, D.M., King, D.B.: The new dimension: On-line - real time - direct communication. Hosp.Finan.Manag. 34 (Aug. 1980) 44-48

60 Juranek, H., Black, B.: Der Abbruch des Menüoptimierunsprojektes im Klinikum Tübungen nach 1 1/2-jähriger Realisierungsphase. Technische oder menschliche Ursachen? In Ehlers, C.Th., Klar, R. (Hrsg.): Informationsverarbeitung in der Medizin. Springer Berlin - Heidelberg - New York, 194-202 1979

61 Kennedy, O.G.: Smooth implementation depends on planning input from system's users. Mod. Hlth. Care 10 (May 1980) 92-94

62 Kent, A.: Einführung in die Informationswiedergewinnung. Oldenbourg, München 1966

63 Kilian, A.: Informationsfluss im Krankenhaus. Diplomarbeit, Fachzweig Med. Informatik, Universität Heidelberg / Fachhochschule Heilbronn 1978

64 Koch, N., Wolters, E.: DADIMOPS - Benutzerdokumentation. Anleitung zur Erstellung einer DADIMOPS-Anwendung (Version 9.9.81). Medizinische Hochschule Hannover, Hannover 1981

65 Köhler, C.O.: Datenverarbeitungsanlagen - verschiedene Fabrikate und Generationen. In Koller, S., Wagner, G.(Hrsg.): Handbuch der medizinischen Dokumentation. Schattauer, Stuttgart - New York 1972, 94-116

66 Köhler, C.O.: Informationsträger. In Koller, S., Wagner, G. (Hrsg.): Handbuch der medizinischen Dokumentation. Schattauer, Stuttgart - New York 1972, 12-28

67 Köhler, C.O.: Integriertes Krankenhaus-Informationssystem - Zielbestimmung und Rahmenmodell - Beiträge zur Datenverarbeitung und Unternehmensforschung. Hain, Meisenheim 1973

68 Köhler, C.O., Rittersbacher, H.: Datenerfassung und Kommunikation im Krankenhaus. IBM Deutschland, 1975

69 Köhler, C.O., Vogt-Moykopf, I.: Dokumentation von medizinischen Daten für Krebspatienten. In Kirsch, J.J. (Hrsg.): Onkologie in der Praxis (II). Böhringer, Mannheim 1980, 49-54

70 Köhler, C.O., Wagner, G., Wolber, U.: Computer-assisted writing of medical reports - bibliography. Meth. Inform. Med. 18 (1979) 98-102

71 Köhler, C.O., Wagner, G., Wolber, U.: Patient scheduling - (Bibliography). Meth. Inform. Med. 16 (1977) 112-115

72 Köhler, C.O., Wagner, G., Wolber, U.: Interactive data processing in medicine - Man-machine-dialogue - bibliography. Meth. Inform. Med. 15 (1976) 102-120

73 Kohnle, A.: Modell eines geteilten degressiven Pflegesatzes. Diplomarbeit, Fachbereich Med. Informatik, Universität Heidelberg/ Fachhochschule Heilbronn 1979

74 Koller, S.: Sind klinische und epidemiologische Gross-Studien künftig noch vertretbar? In Ehlers, C.Th., Klar, R. (Hrsg.): Informationsverarbeitung in der Medizin. Springer, Berlin - Heidelberg - New York 1979, 746-763

75 Kosiol, E.: Organisation der Unternehmung. Gabler, Wiesbaden 1962

76 Kühn, H., Ehlers, C.Th.: Die Integration eines On-line Medikamenten Systems. Klinikarzt 10 (1981) 97-103

77 Lange, H.J., Thurmayr, R. (Hrsg.): Klinische Datenverarbeitung in der Fakultät für Medizin der Technischen Universität München. Selbstverlag, Institut für Medizinische Statistik und Epidemiologie der TU München, München 1979

78 Laux, E. (Hrsg.): Wirtschaftliches Krankenhaus. Kohlhammer, Köln 1980

79 LaViolette, S.: Hospitals often underestimate HIS costs, overestimate system savings. Mod. Hlth. Care 10 (Nov. 1980) 50-51

80 Leiber, B.: Persönliche Mitteilung.

81 Mieth, I., Porth, A.J.: Datenpräsentation bei Qualitäts- und Plausibilitätskontrollverfahren. In Möhr, J.R., Köhler, C.O. (Hrsg.): Datenpräsentation. Springer, Berlin - Heidelberg - New York 1979, 141-154

82 Möhr, J.R. (Hrsg.): Durchführungsrichtlinien zum Zertifikat Medizinischer Informatiker. Schriftenreihe der Deutschen Gesellschaft für Medizinische Dokumentation, Informatik und Statistik e.V., Heft 2. Schattauer, Stuttgart - New York 1979

83 Möhr, J.R.: Datenpräsentation. In Möhr, J.R., Köhler, C.O (Hrsg.): Datenpräsentation. Springer, Berlin - Heidelberg - New York 1979, 2-3

84 MUMPS-800. Language Reference Manual, C.H.F. Müller, Unternehmensbereich der Philips GmbH

85 MUMPS-800 - Programmers Guide, C.H.F. Müller, Unternehmensbereich der Philips GmbH

86 Northcutt, D.B.: New hospital system option: distributed data. Hospitals 16 (Aug. 1980) 123-126

87 Nüssel, E., Köhler, C.O.: Über die standar- disierte internistische Anamnese. In Heite, H.-J. (Hrsg.): Anamnese. Schattauer, Stuttgart - New York 1971, 269-275

88 Pfaff, G.: Klinisches Krebsregister und Standardisierte Dokumentation. Dissertation, Med. Fak., Universität Heidelberg 1980

89 Pribilla, P.: Projekterfahrung aus der Sicht eines Herstellers. In Selbmann, H., Überla, K., Greiller, R. (Hrsg.): Alternativen medizinischer Datenverarbeitung. Springer, Berlin - Heidelberg - New York 1976, 34-38

90 Proppe, A., Wagner, G.: Über die Zuverlässigkeit medizinischer Dokumente und Befunde. Med.Sachverst. 52 (1965) 121-127

91 Proppe, A.: Erfahrungen über ausschliesslich durch maschinelle Datenverarbeitung zu gewinnende Ergebnisse in der Medizin. Therapiewoche 21 (1971) 2865-2870

92 Pullwitt, H.G.: Datenverarbeitung am Arbeitsplatz - Datenverarbeitung mit IBM Subsystemen in Krankenhäusern und Kommunen der KDZ Landkreis Hannover. IBM-Firmenschrift, 1980

93 Reichertz, P.L.: Forecast of hospital information systems. Proc. MEDIS 78, International Symposium on Medical Systems, Oct. 1978 Osaka, 157-168

94 Reichertz, P.L.: Sinn und Kriterien einer zeitgerechten Datenverarbeitung im Dialog. In Wagner, G., Köhler, C.O. (Hrsg.): Interaktive Datenverarbeitung in der Medizin. Schattauer, Stuttgart - New York 1976, 21-29

95 Reichertz, P.L.: Das Medizinische System Hannover - Erreichtes und Erfahrenes. In Ehlers, C.Th., Klar, R. (Hrsg.): Informationsverarbeitung in der Medizin - Wege und Irrwege. Springer, Berlin - Heidelberg - New York 1979, 40-61

96 Reichertz, P.L.: Structure and content of information systems in the hospital environment. In Shannon, R.H. (Ed.): Hospital Information Systems. North-Holland, Amsterdam - New York - Oxford 1979, 83-98

97 Reichertz, P.L., Schwarz, B., Meldau, H.J.: The structure of physicians' activities in general practice and modelling their degree of coverage. In Wagner, G., Reichertz, P.L., Mase, E. (Hrsg.): Technology and Health: Man and his World. Springer, Berlin - Heidelberg - New York 1980, 208-228

98 Rohde, J.J.: Soziologie des Krankenhauses. Enke, Stuttgart 1962

99 Rosenblum, M.: Medical Information Methods. Publ.Hlth Rep. 82 (1967) 601-607

100 Roth, J.A.: Information and the control of treatment in tuberculosis in hospitals. In Freidson, E. (Ed.): The Hospital in Modern Society. Collier-Macmillan, London 1963, 293-318

101 Schadewaldt, K., Osterburg, G.: Unveröffentlichtes Manuskript

102 Schicker, J.: Überwachung des Medikamenten- und Infusionsverbrauchs mit APL am Theresienkrankenhaus Nürnberg. IBM-Firmenschrift, 1979

103 Schönbäck, W. (Hrsg.): Gesundheit im gesellschaftlichen Konflikt, Urban und Schwarzenberg, München - Wien - Baltimore 1980

104 Schubert, G.: Modell einer integrierten onkologischen Einrichtung. Diplomarbeit, Fachbereich Med. Informatik, Universität Heidelberg/ Fachhochschule Heilbronn 1977

105 Schulz, K.: EDV-gestutzte Patientensteuerung und Bedarfsplanung bei Anschlussheilbehandlungen in der BfA. In Barber, B., Gremy, F., Überla, K., Wagner, G. (Eds): Medical Informatics Berlin 1979. Springer, Berlin - Heidelberg - New York 1979, 541-548

106 Salton, G.: Evaluation problems in interactive information retrieval. Inform.Stor.Retr. 6 (1970) 29-44

107 Selbmann, H.K., Überla, K., Greiler, R. (Hrsg.): Alternativen medizinischer Datenverarbeitung. Springer, Berlin - Heidelberg - New York 1976

108 Spormann, V., Wolters, E.: Erste Erfahrungen im Routine-Einsatz des datengesteuerten Trägersystems DADIMOPS. In Ehlers, C.Th., Klar, R. (Hrsg.): Informationsverarbeitung in der Medizin - Wege und Irrwege. Springer, Berlin - Heidelberg - New York 1979, 339-349

109 Stein, W.: Kulturfahrplan. Herbig, Berlin 1946

110 Stöhr, M., Metzger, R., Futtermann, G., Görttler, K.: Komputerunterstutzte Visualisierung von Messdaten der zytophysikalischen Krebsfruherkennung. In Möhr, J.R. und Köhler, C.O. (Hrsg.): Datenprasentation. Springer, Berlin - Heidelberg - New York 1979, 186-194

111 Theilen, H.B. et al.: Degressiver oder linearer Pflegesatz. - Eine Untersuchung auf der Basis einer Kosten- und Ertragsanalyse des Zentralkrankenhauses 'Links der Weser', Bremen, für das Jahr 1969. Manuskript, Bremen 1971

112 Trespe, K.F., Spormann, V., Breitbarth-Hahn, E., Koch, N., Krieghoff, H.J.: Bedienungshinweise und Zusammenfassung der DADIMOPS-Funktionen (Version 25.9.81), Medizinische Hochschule Hannover, Hannover 1981

113 Tucket, D. (Ed.): An Introduction to Medical Sociology. Tavistock, London 1976

114 Vallbona, C.: Laboratory data in an integrated information process. In Griesser, G., Wagner, G. (Hrsg.): Automatisierung des klinischen Laboratoriums. Ber. über die 12. Jahrestagung der GMDS in der DGD v. 9.-11.10.1967 in Kiel. Schattauer, Stuttgart - New York 1968, 289-299

115 Vosseler, C.: SARA - Scheduling and Resource Allocation. Diplomarbeit, Fachzweig Med. Informatik, Universität Heidelberg / Fachhochschule Heilbronn 1981

116 Wagner, G.: Die Bedeutung moderner Datenverarbeitungsmethoden für die Medizin von heute und morgen. Docum.ophtal. (Hague) 27 (1969) 1-11

117 Wagner, G.: Moderne Methoden der Datenverarbeitung im klinischen Laboratorium. In Griesser, G., Wagner, G. (Hrsg.): Automatisierung des klinischen Laboratoriums. Ber. über die 12. Jahrestagung der GMDS in der DGD, 9.-11.10.1967 in Kiel. Schattauer, Stuttgart - New York 1968, 33-40

118 Wagner, G., Sandor, L.: Das Krebsliteratur-Informationssystem CANCERNET. Medizin in unserer Zeit 2 (1978) 40-47

119 Warner, H.R.: The role of computers in medical research. J. Amer. med. Ass. 196 (1966) 944-949

120 Wawersik, J., Köhler, C.O., Bock, B. von: Datenauswahl und praktische Durchführung einer anästhesiologischen Basisdokumentation. Z. prakt. Anästh. 7 (1972) 14-28

121 Wawersik, J.: Datenverarbeitung in der Anästhesie am Beispiel eines dokumentationsgerechten Narkoseprotokolls. Z.prakt.Anästh. 5 (1970) 6-28

122 Wawersik, J.: Verlaufsdokumentation in der Anästhesiologie. In Fritze, E., Wagner, G. (Hrsg.): Dokumentation des Krankheitsverlaufs. Schattauer, Stuttgart - New York 1969, 72-82

123 Wersig, G.: Das Krankenhaus-Informationssystem (KIS). Verlag Dokumentation, München-Pullach - Berlin 1971

124 Wieland, R.: ASS - Ein Appointment- und Scheduling-System für eine Krebsnachsorgeeinrichtung. Diplomarbeit, Fachbereich Med. Informatik, Universität Heidelberg/Fachhochschule Heilbronn 1977

125 Williams, W.E.: A preventive maintenance system using automatic data processing equipment. Hospitals 38 (July 1964) 74-78

126 Wingert, F.: Medizinische Informatik. Teubner, Stuttgart 1979

127 WHO (Hrsg.): Richtlinien fur die Beurteilung von beim Menschen anwendbaren Arzneimitteln. Medizinisch Pharmazeutische Studiengesellschaft e.V., Selbstverlag, 1975

128 Wolters, E.: Ein datengesteuertes System für medizinische Anwendungen (DADIMOPS). Habilitationsschrift, Medizinische Hochschule Hannover 1976

129 Wolters, E., Reichertz, P.L.: Problem directed transaction management in medical systems. Meth. Inform. Med. 15 (1976) 135-140

130 Zworykin, V.K.: Medical electronics will provide technical facilities with which life scientists will implement their work. IRE Convention Rec. 6 (No 9 1956) 99-102

8. Anhang

Die folgenden Formulare sind als Beispiele aus der Realisation im Krankenhaus Rohrbach entnommen.

Patientenaufnahme-Formular (Seite 1) in Rohrbach

TUMORREGISTER - KRANKENHAUS ROHRBACH

PATIENTENAUFNAHME I-Zahl |_|_|_|_|_|_|_|_|.|_|_|_|_|
                                     Geb.-Datum   GN   VN   G   Z

- 11 Geb.-Name _____
- 12 Vorname _____
- 13 Geburtsdatum |_|_|_|_|_|_|_|
- 14 Geschlecht ☐ männlich ☐ weiblich

3
- 31 Name _____
- 32 Familienstand ☐ ledig ☐ verheiratet ☐ verwitwet ☐ geschied.
- 33 Straße _____
- 34 PLZ Wohnort _____
- 35 Gemeindekennziffer |_|_|_|_|
- 36 Nationalität ☐ deutsch ☐ _____
- 37 Tel. _____
- 38 1. Kostenträger _____
- 38A Sitz _____
- 39 2. Kostenträger _____
- 39A Sitz _____

4 **Angehörige**
- 41 Name _____
- 42 Vorname _____
- 43 Straße _____
- 44 PLZ Wohnort _____
- 45 Tel. _____
- 46 Verwandschaftsverhältnis ☐ Ehemann ☐ Ehefrau ☐ Sohn ☐ Tochter
                              ☐ Bruder   ☐ Schwester ☐ Vater
                              ☐ Mutter   ☐ _____

5 **Behandelnde Ärzte**

H Hausarzt: Titel, Name, Vorn. _____
  Facharzt für _____
  Straße _____
  PLZ Ort _____

W weitere Ärzte: Titel, ... _____
  Facharzt für _____
  Straße _____
  PLZ Ort _____

Patientenaufnahme-Formular (Seite 2) in Rohrbach

Patientenaufnahme   - 2 -

    51 <u>Klinik:</u>   . . . .
    52 Station   . . . .
    53 Straße   . . . .
    54 PLZ Ort   . . . .

6 <u>Berufsanamnese</u>

    61 Beruf   . . . .
    62 Arbeitgeber   . . . .
    63 Tätigkeit   . . . .
    64 von - bis   . . . .

7 <u>Stationäre Aufenthalte</u>

Feld		<u>Aufnahme</u>
Aufnahmedatum	⊔_⊔_⊔_⊔_⊔_⊔	1 Erst-A.
		2 Wieder-A. gleiche Kr.
72 Aufnahmenummer	⊔_⊔_⊔_⊔_⊔_⊔	3 Wieder-A. andere Kr.
		4 Gutachten
73 Aufnahmeart	⊔_⊔	8 Sonstige
		9 f.A.
74 einweisende Stelle		<u>Entlassung</u>
		1 normal
		2 Verlegung
		3 disziplinarisch
75 Entlassungsdatum	⊔_⊔_⊔_⊔_⊔_⊔	4 auf eigenen Wunsch
		7 verstorben ohne Sekt.
		8 verstorben mit Sekt.
76 Art der Entlassung	⊔_⊔	9 f.A.
77 verlegt nach	. . . .	

Felder W (weitere Ärzte), 51-54, 63/4, 72-77 können mehrfach ausgefüllt werden.
Bitte entsprechendes Feld ankreuzen und mit Angabe der Nummer unten eintragen.

Nachsorge (Seite 1) in Rohrbach

TUMORREGISTER - KRANKENHAUS ROHRBACH

NACHSORGE   I-Zahl |_|_|_|_|_|_|_|_|_|_|_|_|
                                 Geb.-Datum   GN   VN G Z

Geb.-Name _____

Vorname   _____

Name   _____

3 Datum der Nachsorge |_|_|_|_|_|_|
   N01 Wievielte Nachsorge |_|_|

   N02 Tumorlokalisation |_|_|_|_|·|_|_| (DSK)
   N02a   Seitigkeit   ☐ nur linkes Organ   ☐ nur rechtes Organ   ☐ beidseits
                             ☐ nicht zutreffend

   N03 Tumordiagnose |_|_|_|_|_|·|_|_| (ICD-O-DA)
   N04 Befund definitiv   ☐ TNM   T __ C __ N __ C __ M __ C __
                             ☐ Ann Arbor S __ A __ M __ L __ K __ H __ a __ ex __
   N05 Histologie verändert ☐ nein   ☐ ja   ☐ kein neuer Befund vorliegend

   N06 Allg. Leistungszustand |_|_|
        0 normale Aktivität, keine Beeinträchtigung
        1 normale Aktivität, nur geringfügige Beeinträchtigung
        2 arbeitsunfähig, kann sich aber selbst versorgen
        3 arbeitsunfähig, gelegentliche Hilfe erforderlich
        4 arbeitsunfähig, Unterstützung erforderlich, nicht bettlägerig
        5 pflegebedürftig, bettlägerig
        6 stark geschwächt, Krankenhausaufenthalt notwendig
        7 aktive Behandlung nötig, um das Leben zu erhalten
        8 moribund
        9 f.A.

   N07 Ernährungszustand   ☐ unauffällig   ☐ vermindert
                             ☐ adipös   ☐ kachektisch

   N08 Gewicht (volle kg) |_|_|_|

4 Tumordaten

   N10 Tumorremission   ☐ nein   ☐ ja |_|_|_| %   ☐ Progression
        (bei Systemerkrankung)
   N11 Resttumor   ☐ nein   ☐ <3cm (k)   ☐ >3cm (g)   ☐ fraglich
   N12 Tumorrezidiv   ☐ nein   ☐ <3cm (k)   ☐ >3cm (g)   ☐ fraglich
   N13 Lymphknotenmetastasen ☐ nein ☐ eine   ☐ mehrere
                             ☐ Rest-LK   ☐ fraglich

   N14/15 Lokalisation (DSK) |_|_|_|_|·|_|_| _____

   N16 Fernmetastasen   ☐ nein   ☐ eine   ☐ mehrere   ☐ Rezidive
                             ☐ Rest-F.   ☐ fraglich

   N17/18 Lokalisation (DSK) |_|_|_|_|·|_|_| _____

   N19 r-TNM-Befund   T __ C __ N __ C __ M __ C __
        (Rezidiv-Befund)

   N20 Sonstiges (Klart.)   _____

Nachsorge (Seite 2) in Rohrbach

Nachsorge — 2 —

Jetzige Beschwerden

× 5
- N25 Art   ☐ keine   ☐ _____
- N26 Grad   ☐ leicht   ☐ mäßig   ☐ stark
- N27 Dauer (Zeitraum) |___| Wochen |___| Monate   ☐ _____

× 6 Klinische Parameter

	1	2	3	4	5	6
Auskultation	rOF	rMF	rUF	lOF	lMF	lUF
N30 Vesikuläratmen	☐	☐	☐	☐	☐	☐
N31 RG's feinblasig	☐	☐	☐	☐	☐	☐
N32 mittelblasig	☐	☐	☐	☐	☐	☐
N33 grobblasig	☐	☐	☐	☐	☐	☐
N34 AG abgeschwächt	☐	☐	☐	☐	☐	☐
N35 Dämpfung	☐	☐	☐	☐	☐	☐
Perkussion						
N36 sonor	☐	☐	☐	☐	☐	☐
N37 hypersonor	☐	☐	☐	☐	☐	☐
N38 Dämpfung	☐	☐	☐	☐	☐	☐

- N39 Pneumonektomie   ☐ nein   ☐ rechts   ☐ links

× 7
- N40 Recurrensparese   ☐ nein   ☐ rechts   ☐ links
- N41 obere Einflußstauung   ☐ nein   ☐ ja
- N42 Armödem befallene Seite   ☐ nein   ☐ ja
- N43 Plexusparese befallene Seite   ☐ nein   ☐ vollständig
  - ☐ teilweise: ☐ N.ulnar.   ☐ N.radial.
  -                ☐ N.median.   ☐ N.sensib.

- N44 Abdomen aufgetrieben   ☐ nein   ☐ ja
- N45 Leber vergrößert   ☐ nein   ☐ ja: |___| QF
- N45B   Oberfläche   ☐ glatt   ☐ höckrig
- N46 Milz tastbar   ☐ nein   ☐ ja   ☐ Exstirpation

- N47 Lokalbefund d. op. Seite:
  - ☐ unauffällig
  - ☐ reizlose Narbe
  - ☐ eingeschränkte Schultergelenksbeweglichkeit
  - ☐ Narbenschmerz
  - ☐ Bewegungsschmerz
  - ☐ Sonstiges

- N48 Skelett: Klopfschmerz   ☐ nein   ☐ ja
- N49   Lokalisation (DSK) |___|___|___|___|
- N50 Halslymphknoten vergrößert   ☐ nein   ☐ ja: Anzahl |___|
  - ☐ rechtes   ☐ linkes mediales Halsdreieck

× 8 Laborwerte

- N51 Labor gemacht   ☐ nein   ☐ Krh. Rohrbach   ☐ Hausarzt
- N52 Blutsenkung   mm |___|___/___|___|
- N53 Leukozyten $1/mm^3$ |___|___|___|___|
- N54 Thrombozyten $1/mm^3$ |___|___|___|___|
- N55 Haemoglobin   g% |___|___.___|
- N56 -GT   mU/ml |___|___|
- N57 CEA-Spiegel   g/100ml |___|___|___|
- N58 alkal. Phosphatase   mU/ml |___|___|___|
- N59 Sonstiges

Nachsorge (Seite 3) in Rohrbach

- 3 -   Nachsorge

9 <u>Thorax-Rö</u> (Übersicht, 2 Ebenen)

		1 rOF	2 rMF	3 rUF	4 lOF	5 lMF	6 lUF
N60	normale Strahlentransparenz	☐	☐	☐	☐	☐	☐
N61	erhöhte "	☐	☐	☐	☐	☐	☐
N62	vermehrte Streifenzeichnung	☐	☐	☐	☐	☐	☐
N63	homogene Verschattung	☐	☐	☐	☐	☐	☐
N64	Erguß	☐	☐	☐	☐	☐	☐
N65	Schwarte	☐	☐	☐	☐	☐	☐
N66	Atelektase	☐	☐	☐	☐	☐	☐
N67	Infiltrate	☐	☐	☐	☐	☐	☐
N68	Tumorverschattung	☐	☐	☐	☐	☐	☐

N69 Phrenicusparese   ☐ <u>n</u>ein   ☐ <u>r</u>echts   ☐ <u>l</u>inks

N70 Sonstiges   _____

---

10 <u>Fakultative Spezialuntersuchungen</u>

N71 neurologisch   ☐ <u>n</u>ein   ☐ <u>j</u>a
N72 zusätzliches Labor   ☐ <u>n</u>ein   ☐ <u>j</u>a
N73 nuklearmedizinisch   ☐ <u>n</u>ein   ☐ <u>j</u>a
N74 gezielt röntgenologisch ☐ <u>n</u>ein   ☐ <u>j</u>a
N75 Sonstiges   ☐ <u>n</u>ein   ☐ <u>j</u>a

_____

<u>Bronchoskopie</u>

N76 durchgeführt   ☐ <u>n</u>ein   ☐ <u>j</u>a
N77 Spezialbogen   ☐ <u>n</u>ein   ☐ <u>j</u>a

---

11 <u>Tumorbehandlung</u> seit letzter Nach- bzw. Erstuntersuchung

N80 Operation   ☐ <u>n</u>ein   ☐ <u>j</u>a   ☐ <u>f</u>.A.
N81 Strahlentherapie   ☐ <u>n</u>ein   ☐ <u>j</u>a   ☐ <u>f</u>.A.
N82 Chemotherapie   ☐ <u>n</u>ein   ☐ <u>j</u>a   ☐ <u>f</u>.A.
N83 Hormontherapie   ☐ <u>n</u>ein   ☐ <u>j</u>a   ☐ <u>f</u>.A.
N84 Immuntherapie   ☐ <u>n</u>ein   ☐ <u>j</u>a   ☐ <u>f</u>.A.
N85 sonstige (z.B. psycho-   ☐ <u>n</u>ein   ☐ <u>j</u>a   ☐ <u>f</u>.A.
     soziale Betreuung)

N86 Einzelheiten   _____

25.4.79

Nachsorge (Seite 4) in Rohrbach

- 4 -

12 **Nächste Nachsorge durch**

    N90 Hausarzt am (ungefähr) |_._._._._|

    N91 Klinik am |_._._._._|

    N92 Zeitwunsch des Patienten _____

    N93 nächster Laborstatus am |_._._._._|

    N94 Therapievorschlag _____

    _____

Freitext für Arztbrief (max. 3 Zeilen):

N95 _____

N96 _____

N97 _____

N98 untersuchender Arzt (Ambulanzarzt): _____
                                                    Unterschrift

Briefkopien an: _____

Abschluss-Bogen in Rohrbach

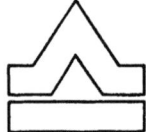

KRANKENHAUS ROHRBACH
Klinik für
Thoraxerkrankungen
der Landesversicherungsanstalt Baden

Krankenhaus Rohrbach
Abt. Tumorregister
z.Hd. Herrn Ellsässer
Amalienstr. 5

6900 Heidelberg 1

ABSCHLUSSBOGEN

I-Zahl |⎵|⎵|⎵|⎵|⎵|⎵|⎵|⎵|⎵|

Geb.-Name   Vorname

Name   Aufnahmenr.

Datum des Abschlusses: |⎵|⎵|⎵|⎵|
Grund des Abschlusses

    ☐ Patient ist verstorben (1)
    ☐ Patient ist nicht auffindbar (2)
    ☐ Patient ist aus der Nachsorge ausgeschieden (3)
    ☐ Patient ist anderweitig in Nachsorge (4)
    ☐ f.A. (9)

Bei Todesfall

Sterbedatum: |⎵|⎵|⎵|⎵|
Ort:
Todesursache (Klartext):

Todesursache (ICD, 9. Revision): |⎵|⎵|⎵|⎵|

Todesursache ist   ☐ tumorabhängig (incl. therapeutischer Komplikationen)(1)
                         ☐ tumorunabhängig (2)
                         ☐ Tumorabhängigkeit nicht auszuschließen (3)
                         ☐ f.A. (9)

Autopsie   ☐ nein
          ☐ ja
          ☐ f.A.

....
Unterschrift des Arztes

Ausdruck einer Untersuchung (Seite 1) in Rohrbach

```
THORAX-KLINIK ROHRBACH    TUMORREGISTER


2  Nachsorge am 20.12.1979              I-Zahl 07111511FRWAN1
Frei, Walter

Tumordiagnose
    ICD-O-DA:                Adeno-Ca.
    Tumorlokalisation DSK: Lunge, Oberlappen, nur linkes Organ
    TNM-Stadium              T2C4NCC4N0C4
    Histologie veraendert: Kein neuer histolog. Befund

    Allg. Leistungszust: arbeitsunfaehig, kann sich selbst versorgen
    Ernaehrungszustand     vermindert
    Gewicht:               59 kg

Tumordaten
    Tumorremission: ja, 100 %
    Resttumor:      nein
    Tumorrezidiv:   nein

    Lymphknotenmetastasen: nein

    Fernmetastasen: nein

    r-TNM-Befund:   -
    Sonstiges:      -

Beschwerden
    Atemnot nach geringer Anstrengung, seit der Operation

Klinische Parameter
                              rOF  rMF  rUF    LOF  LMF  LUF
    Auskultation

        Vesikulaeratmen        *    *    *
        RG's feinblasig
            mittelblasig
            grobblasig
        AG abgeschwaecht
            Daempfung                            *    *    *

    Perkussion
        sonor                  *    *    *
        hypersonor
        Daempfung                                *    *    *

    Pneumonektomie:          links

    Recurrensparese:         nein
    obere Einfluss-Stauung:  nein
    Armoeden d. bef. Seite:  nein
    Plexusparese:            nein
    Abdomen aufgetrieben:    nein
    Leber vergroessert:      nein
        Oberflaeche:         glatt
    Milz tastbar:            nein

    Lokalbefund der operierten Seite
        reizlose Narbe
        Narbenschmerz
        Bewegungsschmerz
```

Ausdruck einer Untersuchung (Seite 2) in Rohrbach

```
2. Nachsorge am 20.12.1979                         I-Zahl 0711171iFRWA11

Frei, Walter                                                    Seite 2

    Skelett: Klopfschmerz    nein
    Halslymphknoten vergroessert  nein

Laborwerte
    Labor gemacht          bei Hausarzt
    Blutsenkung:           -              mm
    Leukozyten:            -              /cmm
    Thrombozyten:          -              /cmm
    Haemoglobin:           -              g%
    Gamma-GT:              -              mU/ml
    CEA-Spiegel:           -              g/100ml
    alkal. Phosphatase:    -              mU/ml
    Sonstiges:             Wurden erst durchgef. Um Übersend.w. gebeten

Thorax-Roentgen
                                rOF   rMF   rUF    LOF   LMF   LUF

    normale Strahlentransparenz   *    *     *
    erhoehte Strahlentransparenz
    vermehrte Streifenzeichnung
    homogene Verschattung                           *     *     *
    Erguss
    Schwarte
    Atelektase
    Infiltrate
    Tumorverschattung

    Phrenicusparese links
    Sonstiges:            -

Fakultative Spezialuntersuchungen
    neurologisch:          nein
    zusaetzliches Labor:   nein
    nuklearmedizinisch:    nein
    gezielt roentgenologisch: nein
    Sonstiges:             nein

Bronchoskopie
    durchgefuehrt:         nein

Tumorbehandlung
    Operation:             ja
    Strahlentherapie:      nein
    Chemotherapie:         nein
    Hormontherapie:        nein
    Immuntherapie:         ja
    Sonstige:              nein
    Einzelheiten:          -

Naechste Nachsorge durch
    Hausarzt (ungefaehr)              31.1.1980
    Klinik (ungefaehr)                20.3.1980
    Zeitwunsch des Patienten          -
    naechster Laborstatus (ungefaehr) 21.1.1980

    Therapievorschlag: Symptomatische Therapie.

untersuchender Arzt: Dr.med. Thomeczek
```

Standardbrief (Einbestellbrief an Hausarzt) (System Rohrbach)

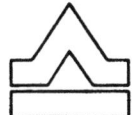

KRANKENHAUS ROHRBACH

Klinik für Thoraxerkrankungen

der Landesversicherungsanstalt Baden

Krankenhaus Rohrbach Amalienstraße 5 6900 Heidelberg 1

Herrn

Dr med Gerd Mueller
Facharzt f Allgemeinmed
Steinstr 12

7520 Bruchsal

Heidelberg, den 11.2.1980
Amalienstr. 5, Haupteingang Schelklystraße
6900 Heidelberg 1
Fernruf:
Sammel-Nr. (06221) 396-1
Durchwahl (06221) 396- 237

Ärztlicher Direktor
Prof Dr I. Vogt-Moykopf

Anaesthesieabteilung
Dr W Pertzborn

Innere Abteilung
Dr H. H. Vollhaber

Onkologische Sektion
Prof Dr P. Drings

Röntgenabteilung
Prof Dr J. Schaaf

Thoraxchir Abteilung
Priv Doz. Dr D Zeidler

Tuberkuloseabteilung
Dr F Bopp

Betr : Ihr Patient Herr Walter Frei
geb 7 11 1911, Blumenstr 9, 7520 Bruchsal

Sehr geehrter Herr Kollege,

in unserem letzten Untersuchungsbericht hatten wir Sie
auf die naechste faellige Nachsorgeuntersuchung hingewiesen (s beiliegende Vorlage zur Nachsorge beim
Bronchialkarzinom).

In der Annahme, dass Sie diese Untersuchung in unserer
Klinik wuenschen, haben wir fuer Herrn Frei
einen Termin am 20 3 1980 um 08 00 Uhr vorgesehen und
bitten Sie um Ueberweisung.

Sollten Sie die Nachsorge selbst vornehmen, bitten wir
um Benachrichtigung, damit wir Ihnen den Nachsorgebogen
fuer unser Tumorregister zuschicken koennen.

Mit freundlichen Gruessen und bestem Dank im voraus

Prof Dr med P Drings

PS Bitte geben Sie dem Patienten evtl. vorliegende
Laborergebnisse mit.

Standardbrief (Einbestellbrief an Patient) (System Rohrbach)

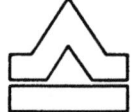

KRANKENHAUS ROHRBACH
Klinik für Thoraxerkrankungen
der Landesversicherungsanstalt Baden

Krankenhaus Rohrbach Amalienstraße 5 6900 Heidelberg 1

Herrn

Walter Frau
Blumenstr 9

7520 Bruchsal

Heidelberg, den 11.2.1980
Amalienstr. 5, Haupteingang Schelklystraße
6900 Heidelberg 1
Fernruf:
Sammel-Nr. (06221) 396-1
Durchwahl (06221) 396- 237

Ärztlicher Direktor
Prof Dr I. Vogt-Moykopf

Anaesthesieabteilung
Dr W Pertzborn

Innere Abteilung
Dr H H Vollhaber

Onkologische Sektion
Prof Dr P Drings

Röntgenabteilung
Prof Dr J Schaaf

Thoraxchir Abteilung
Priv Doz Dr D Zeidler

Tuberkuloseabteilung
Dr F Bopp

Sehr geehrter Herr Frau,

wie bei der letzten Nachsorgeuntersuchung bei uns vereinbart, sollten Sie sich wieder in unserer Ambulanz vorstellen. Wir haben fuer Sie einen Termin am 20 3 1980 um 08 00 Uhr vorgesehen

Bitte setzen Sie sich vorher mit Ihrem Hausarzt in Verbindung Sollten Sie zum angegebenen Termin verhindert sein, bitten wir Sie um Benachrichtigung.

Mit freundlichen Gruessen

Prof Dr med P Drings

Nachsorgearztbrief (Seite 1) (System Rohrbach)

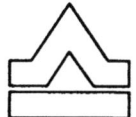

KRANKENHAUS ROHRBACH
Klinik für Thoraxerkrankungen
der Landesversicherungsanstalt Baden

Krankenhaus Rohrbach Amalienstraße 5 6900 Heidelberg 1

Herrn

Dr med Gerd Mueller
Facharzt f Allgemeinmed
Steinstr. 12

7520 Bruchsal

Heidelberg, den 11.1.1980
Amalienstr. 5, Haupteingang Schelklystraße
6900 Heidelberg 1
Fernruf:
Sammel-Nr. (06221) 396-1
Durchwahl (06221) 396-237

Ärztlicher Direktor
Prof Dr L Vogt-Moykopf

Anaesthesieabteilung
Dr W Pertzborn

Innere Abteilung
Dr H H Vollhaber

Onkologische Sektion
Prof Dr P Drings

Röntgenabteilung
Prof Dr J Schad

Thoraxchir Abteilung
Priv Doz Dr D Zeidler

Tuberkuloseabteilung
Dr F Bopp

Betr: Ihr Patient Herr Walter Frai
      geb 7.11.1911, Blumenstr. 9, 7520 Bruchsal
      2 Nachsorgeuntersuchung am 20.12.1979

Sehr geehrter Herr Kollege,

vielen Dank fuer die Ueberweisung Ihres Patienten.

Diagnose: Adeno-Ca

Lokalisation: Lunge, Oberlappen, nur linkes Organ

* Die nachstehend aufgefuehrten Untersuchungsergebnisse ergeben keinen Hinweis auf ein Rezidiv bzw. Metastasen *

Die Roentgenaufnahme laesst eine komplette Remission des Tumors erkennen.

Der Ernaehrungszustand des 68-jaehr Patienten ist vermindert (54 kg)

Der Patient klagt seit der Operation ueber Atemnot nach geringer Anstrengung

Klinische Parameter

	rOF	rMF	rUF	LOF	LMF	LUF
Auskultation						
Vesikulaeratmen	*	*	*			
AG Daempfung				*	*	*
Perkussion						
sonor	*	*	*			
Daempfung				*	*	*

Zustand nach Pneumonektomie links.

Nachsorgearztbrief (Seite 2) (System Rohrbach)

Walter Frei   Seite 2

Lokalbefund der operierten Seite: reizlose Narbe, Narbenschmerz
und Bewegungsschmerz.

Alle extern erhobenen Leberwerte befinden sich im Normbereich.

Thorax-Roentgen

	rOF	rMF	rUF	lOF	lMF	lUF
normale Strahlentransparenz	*	*	*			
homogene Verschattung				*	*	*

Phrenicusparese links.

Seit der letzten Nachuntersuchung wurde eine tumorspezifische
Operation und Immuntherapie durchgefuehrt.

Herr Frei sollte sich ungefaehr am 20.3.1980 wieder zur
Nachsorge in unserer Klinik vorstellen. Eine weitere Nachsorge
beim Hausarzt mit Laborstatus sollte am 31.1.1980 durchgefuehrt
werden.

Therapievorschlag: Symptomatische Therapie.

Mit kollegialen Gruessen

Prof. Dr. med. P. Drings   Oberarzt Dr. med. Thomeczek

Nachrichtlich an:

Dr med Karl Kunz
Facharzt fuer Lungenkrankheiten
Hauptstr. 55

7520 Bruchsal

Tagesliste für Nachsorgepatienten (System Rohrbach)

```
Krankenhaus   R O H R B A C H

Klinik fuer Thoraxerkrankungen

Tages-Liste    ----->  01.02.80 (Freitag)

Uhrzeit        Patienten-Name                    I-Zahl

08:00          Hoenicke, Ellen                   19041952HOELW1
08:30          Offenhaeuser, Karl-Heinz          22021953OFKAM2
09:00          Krawuttke, Olaf                   10111960KROLW1
09:30          Ellsaesser, Karl-Heinz            28081952ELKAM1
10 00          Meier, Karl                       01011911MEKAM1
10:30          Frei, Walter                      07111911FRWAM1
11:00          Allen, Joy                        01011975ALJOW1
11:30          Test, Fred                        03081917TEFRM1
```

Wochenliste für Nachsorgepatienten (System Rohrbach)

Krankenhaus R O H R B A C H

Klinik fuer Thoraxerkrankungen

Wochen-Liste   31.01.80

Datum   Anz. d. Termine

```
03.01.80    Donnerstag          5
04.01.80    Freitag             6

07.01.80    Montag              5
08.01.80    Dienstag            5
09.01.80    Mittwoch            6
10.01.80    Donnerstag          6
11.01.80    Freitag             6

14.01.80    Montag              4
15.01.80    Dienstag            5
16.01.80    Mittwoch            3
17.01.80    Donnerstag          4
18.01.80    Freitag             6

21.01.80    Montag              3
22.01.80    Dienstag            1
23.01.80    Mittwoch            2
24.01.80    Donnerstag          3
25.01.80    Freitag             2

28.01.80    Montag              1
29.01.80    Dienstag            3
30.01.80    Mittwoch            3

04.02.80    Montag              2
05.02.80    Dienstag            1
06.02.80    Mittwoch            2
07.02.80    Donnerstag          2
08.02.80    Freitag             4

12.02.80    Dienstag            2
14.02.80    Donnerstag          3
15.02.80    Freitag             1

18.02.80    Montag              1
19.02.80    Dienstag            3
21.02.80    Donnerstag          1
22.02.80    Freitag             5

25.02.80    Montag              2
26.02.80    Dienstag            4
27.02.80    Mittwoch            6
29.02.80    Freitag             5
```

9. Stichwortverzeichnis

Aachen 20
Ablauf 88,108
Ablauflogik 146,170
Ablauforganisation 11
Ablaufschemata 109
Abrechnung 21
Administration 15,16,20,21,28,57,73
ADT 139
Ärzteschaft 14,28
Akzeptanz 107,113,127,134
Allgemeine Ortskrankenkasse 16
Ambulanz 112
Anästhesist 57
Analogdaten 27
Analyse 12,88
Anamnese 23
Anamnese-Erhebungsbogen 25
Anamneseerhebung 53,68,78
Anamnesesystem 25
Angehöriger 59
Anlagenbuchhaltung 75
Antikörperproblem 91
Antwortzeiten 136
Anweisungsfolge 142
Anweisungskonzept 141,142
Anwendertest 107
Anwendungsunabhängigkeit 141
Apotheke 64,90,91,94,98
Apothekenführung 23
Apothekenführungssystem 24
Appointment 171
Appointment-Intervall 125
Appointment-System 88,89,123
Arbeitsablauf 88,95
Arbeitserleichterung 48
Arbeitslosigkeit 9
Arbeitsmedizin 30
Arbeitsphysiologie 30
Arzneimittelbeschaffung 73
Arzneiverschreibung 98
Arzt 81,130,152
Arzt-Patient-Verhältnis 13
Arztbrief 117,118,119,150,152
Arztbriefschreibung 23,26,37,68,71,142,163
ASCA 80
Aufnahme 82,152

Aufnahme-Nummer 22
Aufnahmedialog 22
Aufnahmeprozedur 81
Aufnahmevorgang 82
Augenbelastung 38
Augenschaden 10
Augsburg 20,84
Ausbildung 94
Ausgabeformate 169
Ausgaben für Computerleistung 106
Auslastung 18,47
Ausstattung 60
Automatisierung 86
BAIK 171
Basisdaten 152
Basisforschung 15
Befundschreibung 86
Befundung 23
Behandlungsbedürftigkeit 17
Behandlungsstätte 18
Behandlungszeitraum 125
Beleg 102
Benutzerführung 144
Benutzergenerator 146
Berlin 20
Beschaffung 21
Bestellschein 90
Bestellsystem 88,124
Besucherfluss 64
Besucherstrom 20,21,77
Betriebssystem 128
betriebswirtschaftlich 33
Betriebswirtschaft 10
Bettenauslastung 11,83
Bettenbedarf 54
Bettenbelegungsdatei 83
Bettenverwaltung 21,82
Bewertung 10
Bild 113
Bildauswertung 78
Bildschirm 10,113,121,151,157,166,172
Bildschirmterminal 132
Bildverarbeitung 19,30
Bindestrich-Informatik 14
Biosignalverarbeitung 27
Black-Box 37
Blutbank 91
Blutbankführung 23

BMFT 110
bösartige Erkrankung 13
Bundesanstalten 15
Bundesdatenschutzgesetz 105132,133
Bundesversicherungsanstalt für Angestellte 17
CAMP 92
CANCERNET 80
CIOMS 29
Code 141,157,158
Code-Dateien 140
Codetabelle 136
Codierung 131,152
Compilierung 129
COSTAR 169,171
Darstellung 23,142
Data General 129
Datenaufbewahrung 101
Datenausgabe 142
Datenbank 139,142,165
Datenbankbeschreibung 140,150
Datenbankfachmann 108
Datenbankgenerator 143
Datenbankproblem 27
Datenbanksystem 130
Dateneingabe 142,152,163
Datenendgeräte 170
Datenerfassung 23,111,135,169,172
Datenerfassungsformular 171
Datenerhebung 85,172
Datenhaltung 23,111
Datenkompression 105,134
Datenmanipulation 23
Datenorganisation 135
Datenpräsentation 115,119,169,171
Datenreduktion 43,105,134
Datensammlung 11
Datenschutz 23,151
Datenschutzgesetz 105
Datenschutzregelung 127
Datensicherheit 133
Datensicherung 23,101,103
Datenträger 103
Datentypen 160
Datenunabhängigkeit 141
Datenverlust 101
Datenzwischenträger 96
DADIMOPS 169
Decodierung 141

Defaultwert 131,155,159,170
Designphase 49
Deutsches Krebsforschungszentrum 18
DEC 129
Diagnose 32,69,70,86
Diagnosebildungsprozess 78
Diagnosenbildung 50,58,68
Diagnostik 10,23,26,85,93,172
Diagnostikstrategie 69
diagnostische Abklärung 84
diagnostischer Prozess 77
diagnostisches Verfahren 44
Dialog 25,82,98,142,143,146,153,169
Dialoggenerator 145
Dialogmanipulator 146
Dialogstation 97
Dienstleistungsbetrieb 61,62
Diskette 96
DIES 169
DKFZ 105
Dokumentation 12,15,17,23,28,47,86
Dosisgroße 91
Drucker 113,151
Druckfunktion 150
Druckgenerator 149
Druckmanipulator 150
Druckroutine 125
Durchführungsrichtlinie 14
Durchlaufsteuerungssystem 124
DUSP 169,171
DUTAP 169.171
DV-System 96
Editor-Funktion 156
Effektivität 48
Effizienz 48
Eigenschaft 130,136
Eigenschaftswert 130,136
Einbestellbrief 117,123
Einbestellsystem 87,122
Einbestellzeitraum 122
Einflussfaktor 51
Eingabe 154
Eingabe-Dialog 146
Einheitlichkeit 141
Einlieferungsstatus 85
Einsatzfähigkeit 76
Einsatzplanung 70
Einverständnis 72,82,93

einweisender Arzt 82
Einweisungsdiagnose 22,82
EKG-Auswertung 28
EKG-Signalverarbeitung 27
Energieversorgung 73
Entitie 130,136
Entlassung 85
Entpersönlichung 12
Entscheidungsprozess 50
Epidemiologie 15,30
Epikrise 23,26,68,71
Erfassung 152
Erfassungsdialog 142
Erfolgskontrolle 44
Erhebungsbogen 102,111,172
Erlaubnisregelung 127
Erstaufnahme 68
Erstuntersuchung 53
Ertragsänderung 53
Excerpta Medica 80
externe Datenpräsentation 111
externe Patientensteuerung 111
Failsave 133
Farbgestaltung 95
Feed-back 121
Fehlererkennung 98
Fehlerkontrolle 163
Fehlerprüfung 22,40,59,98,111,160,161,169,170
Fehlerverminderung 76
Feinkonzept 107
Fieberkurve 90
Finanzstrom 20
Finanzverwaltung 73
Fixkosten 54
Fixkostenanteil 53
FINK 75
Flächengraphik 30
Flexibilität 108,109,114,124,127
Fluktuation 74
Folgeziffer 137
Formatierung 119
Formgestaltung 95
Formular 112
Formular 96
Formulardatei 116
Formularsystem 102,104
Formularwesen 94
Forschung und Lehre 63

Forschung 15
Fortschritt 42
Früherkennung 15,18
Führungsposition 14
Fürsorge 15
Funktions-Modul 23
Funktionsbereich 64
Funktionsklassen 152
Gefährdungsgröße 22,82
Geheimhaltung 77
geistige Intaktheit 10
Generator 107
Generatorprinzip 108,141,172
Generatorsystem 109,169
Gesellschaft 31,46,51,105
Gesellschaftspolitik 9,10,28,44,48
gesellschaftspolitischer Nutzen 11
Gesundheitsamt 15
Gesundheitsverwaltung 30
Gesundheitswesen 14,16ff.
Global 129,135
Göttingen 20,83,100
Graphik 113
graphische Ausgabe 109
graphische Darstellung 19
graphische Datenverarbeitung 30
Grobkonzept 107
Gross/Klein-Schreibung 108,171
Grossrechner 9,169
Grossschreibung 114
Güterfluss 64
Güterstrom 20
Häufigkeitstabelle 116
Hamburg 172
Handhabbarkeit 108
Hannover 20,169,172
Hardwarefehler 101
Harris 129
Hauptspeicherbedarf 151
Hausarzt 26,82
Heidelberg 87,105,138,172
Heidelberg-Rohrbach 121
Heilerfolg 79
Heilungsprozess 47
Hilfefunktion 131,152
Hilfetext 144
Histo-pathologische Untersuchung 86
Histogramm 164,165,166

Histogrammgenerator 151
Höhergruppierung 38
Hornheide 172
Human Factor 36
I-Zahl 22
IATROS 171
IBM 129
ICD 29
Identifikation 138,165
Identifikationsdaten 148
Identifikationsmerkmal 22
Identifizierung 142
IDIK 75
Image Processing 19
Inflexibilität 107
Informationsaustausch 65
Informationsfluss 64
Informationskette 36
Informationskreis 59,66
Informationskreislauf 58
Informationsquelle 65
Informationssenke 65
Informationsspeicher 34
Informationsstrom 20
Informationsstruktur 36
Informationsverarbeitung 15,17,23,28,34
Informationsverlust 102
Informationsvermittlung 60
Informationsweg 66,95
Informationsweitergabe 34
Intensivüberwachung 26,27
interdisziplinäre Zusammenarbeit 33
Internationale Organisation 15
interne Datenpräsentation 111
interne Patientensteuerung 111
Interpreter 129
Inverted File 130,139
Invertiertes Merkmal 136
Invertierung 131
Ist-Analyse 107
ISI 80
Jahresabrechnung 75
Jahresetat 75
kameralistische Buchhaltung 74
Kapitalbindung 24
kaufmännische Buchführung 20
kaufmännisches Rechnungswesen 74
KDS 29

Kiel 16
Klartext 138,165,166
Klartextaufnahme 70
Klartextausgabe 70
Klartextsuche 70
Klassengrenzen 166
Klassifikationsschlussel 29
Klinik Oberwald 172
Klinikdokumentation 138
klinische Forschung 15
klinische Praxis 68
klinische Untersuchung 86
Knopfdrucksystem 24
Kommerzielle Unternehmen 15
Kommunikation 35,37,64,71
Kommunikationsformen 65
Komplexität 11
Kompression 134
Kontaktperson 59
Kontraindikation 24,91,97
Korrektur 23,131,157
Korrekturmoglichkeit 151
Korrekturzeile 156
Kosten 10,89
Kostenübernahme 16
Kostenerstattung 54
Kostenerstattungssystem 52
Kostenexplosion 106
Kostenrechnung 20,75,76
Kostenreduzierung 25,106
Kostensenkung 17,24,48
Kostenträger 82,86
Kostform 83
Krankenakte 102
Krankenblatt 22,37,69,82,172
Krankenblatt-Nummer 22
Krankenblattarchiv 102
Krankenblattdokumentation 38,39
Krankenblattführung 23,68
Krankenblattsystem 49
Krankengeschichte 26,42,70,83,104
Krankenhausapotheke 24
Krankenhausträger 75
Krankenhausverwaltung 73
Krankenhauswesen 14,20,23,26,31
Krankenkasse 15
Krankenkassensystem 52
Krankenpflege 31,32

Krankheitsregister 15,23
Krebsforschung 80
Krebspatient 122
kryptographische Methode 105
Küche 64
Kuraufenthalt 17
Kurwesen 15
Labor 23
Laboratorium 64
Labordaten 86
Labordatenverarbeitung 23,24,26
Laborsystem 25
Laboruntersuchung 85
Laborwert 121
Lagerhaltung 21
Lagerhaltungskosten 24
Lebensmittelkosten 92
Lehre 93
Leistungsabrechnung 91
Leistungsanforderung 90
Leistungsstelle 22,58,64,65,152
Leistungsverrechnung 65
Leprosorien 31
Lieferschein 90
Liegedauer 56,61
Liegezeit 25,53,54
Listen 113
Listenerstellung 116
Literatur 77,80
Literaturdokumentation 81
lochkartengerechte Dokumentation 39
logische Operatoren 161,165
logische Struktur 139
Ludwigshafen 91
Mahlzeiten 92
Makroökonomie 53
Management 55
Management-Informationssystem 40
Marburg/Giessen 172
maschinenlesbarer Datenträger 68
Massachusetts General Hospital 169,170
Mayo-Clinic 39
medical record officer 38
Medical Audit 44,49
Medikament 93
Medikamentenbestellung 91
Medikamentengabe 91
Medikamentenverbrauch 11

Medikation 90,97
Medikationskosten 25
Medizinisch-technische Informatik 15,18,26,28
medizinische Informatik 12
medizinische Wissenschaft 77
medizinischer Informatiker 14
Mehrarbeit 37
Menüplanerstellung 92
Menue 92
Merkmal 108,116,130,135,165
Merkmalsausprägung 108,116,117,135,140,142,160
Merkmalsprofil 17
Merkmalsträger 130,136,148,165
Messdatenerfassung 26
Messdateninformation 40
Messung 10
MEDLARS 80
MHH 169
Mikroökonomie 53
Mikroprozessor 9,27
Minicomputer 130,169
Minimal-Version 127
Ministerien 15
Missbrauch 10
Modellbildung 12
modularer Aufbau 40
Modularität 129,141
Motivation 36,108
Multipuffer 129
MUMPS 128,136,143,152,165,166
Nachsorge 23,87,123
Nachsorge-Intervall 126
Nachsorge-Patient 87
Nachsorge-Register 124
Nachsorgebrief 121
Nachsorgedaten 152
Nachsorgeformular 112
nachsorgende Weiterbetreuung 87
Nachsorgepatient 89
Nachsorgeuntersuchung 122
nächster Angehörige 82
niedergelassener Arzt 28,71,121,122
Nierenbank 91
Normgrenze 121
Nutzen 10,11,36
Nutzen-Kosten-Relation 10
öffentliches Gesundheitswesen 15
Off-line-Verarbeitung 96

On-line 97
On-line-System 70
On-line-Verarbeitung 96
Operation 72
Operations Research 76
Operator 57
optimal 76
optimale Losgröße 24
Organbank 91,92
Organisation 15,16,20,28,48,88
Organisationshilfen 163
Organisationsstruktur 35
Originalbrief 118
Passwort 104
Patient Care 86
Patient 36,47,58,69,72,83,85,88,92,130
Patienten-Bestellsystem 88
Patienten-Melde-Generator 125
Patientenaufnahme 21,22,62
Patientendaten 135
Patientendatensatz 71
Patientenfluss 64
Patienteninformierung 68,72
Patientenpopulation 22
Patientenstrom 20,21
Persönlichkeitsrecht 49
Personal 10,46
Personalabteilung 74
Personaldaten 22
Personalengpass 44
Personalfluss 64
Personalknappheit 55
Personalproblem 37
Personalstrom 20
personenbezogene Datenbank 9
Pförtner 21
Pförtnerloge 77
Pflegepersonal 58,60,81
Pfleger 59
Pflegesatz 11,53,54,106
Philips 129
Pilotinstallation 13
Pl/I 170
Planung 88,94,96
Planungsalgorithmen 124
Planungsmodul 125
Planungsprogramm 20
Planungszeitraum 125

Plausibilitatskontrolle 130
Plausibilitatsprüfung 145,170
Polikliniken 31
Präsentation 108,113,114
Prioritatsentscheidung 49
Prioritatsstruktur 45
private Gesundheitsversorgung 15
private Krankenkasse 15
Problemanalyse 107
Prognose 13
Programm-Dokumentation 133
Programm-Editor 129
Programmablauflogik 169
Programmdokumentation 111
Programmierung 107
Programmsicherheit 133
Programmtest 107
Prophylaxe 31
Prothesensteuerung 9
Protokoll 133
Protokollierung 105,134
Prozeduren 162
Prufung 154
Prufvorschriften 160,169
Prüfziffer 22,138
psycho-soziale Krebsnachsorge 13
Rastergraphik 30
Rechner-Verbund 127
Rechnungsschreibung 94
Rechnungswesen 21,74
Rechtsauslegung 82
Reduktion 134
Redundanz 40
Rehabilitation 30
Reorganisation 134
Restart 133,172
restitutio ad integrum 46
Retrieval 23,147,164,169
Röntgenmüller 129
Rohrbach 109
Routine 107
Rufbereitschaft 20
Russel-Soundex-Code 140
Salzburg 172
Scheduling 171
Schedulingsystem 123,163
Schnelldrucker 166
Schnittstelle 114

Schreibpersonal 71
Schutz der Personlichkeit 49
Schutzfunktion 170
Schutzwürdigkeit 105
Schweigepflicht 81,104
Schwester 57,59
Selbstkostenblatt 75,84,91,98
Sicherheitsrisiko 101
Simulation 12
SNOMED 29
SNOP 29
Software-Technik 35
Sortierung 148,168
Soundex Code 140
soziale Anstalt 61
soziale Unruhe 9
Sozialmedizin 30
Soziologie 30
Sozialprodukt 61
Sozialversicherung 15
Speichereinheit 103
Speicherplatz 128
Speicherung 169
Speicherungsorganisation 136
Speicherungstechnik 136
Spezialisierung 34
Spooldatei 116,118
Standard 172
Standardbrief 116,121
standardisierte Auswertung 26
Standardisierung 84 ff.,141
Stapelverarbeitung 129
stationäre Patienten 135
Stationsroutine 83
Stellenplanverwaltung 74
Steuerung 12,77,130
Steuerungsvorgang 20
Suchanfrage 164,165
Synthese 12
System-Manager 140
Systemanalyse 107
Systemausfall 133
Systembelastung 133
Systemdokumentation 111
Systemforschung 30
Tabelle 149
Tablettiersystem 83
Tandem 129

technischer Dienst 21
Technologie 9
technologischer Verbund 28
Telefon 99,100
Tendenzbeurteilung 121
Termin-Vereinbarungssystem 88
Terminal 22,37,98,104,134
Terminliste 126
Terminzuteilung 126
Text 113
Textbaustein 117
Textfragment 118
Textprufoperatoren 161
textuelle Information 40
therapeutisches Verfahren 44
Therapie 10,23,46,77,79,84,85,90,172
Therapieuberwachung 23,26
Therapie-Versuch 93
Therapieverlauf 32
Therapieversuch 63
Time-Sharing-System 128
Tragersystem 107,169
Transaktionsfile 103,105,133
Transplantation 91,92
Transportsystem 20
Tubingen 92
Tumorregister 112
Tumorzentrum 122
Ubertragungsfehler 86
Ubertragungsstrecke 65
Uberwachung 87,122
Umwelt 51
Umweltbelastung 18
Umweltfaktor 52
unbefugter Zugriff 104
Universitätsklinik 62
Unterprogramm 129
Untersuchungstermin 135
Up-date 169
Verfallszeit 24
Vergleichsoperatoren 161
Vergleichsreihe 79
verkettete Eingabe 162
Verlaufsdarstellung 119,121
Verletzung der Vertraulichkeit 101
Verpflegung 57
Verschlusselungsmethode 105
Versorgung 46

Versuchsplanung 79
Verteilungssystem 61
Vertraulichkeit 104
Verwaltung 57,60,68,73
Verwaltungsakt 81
Verweildauer 11,52,53,54,55
Visite 60
VIP 77
Volkswirtschaft 10
volkswirtschaftlicher Nutzen 11
Vorsorge 15
Warschau 172
Wartezeit 46,88
Wartung 76
Wartungsplan 76
Weiterbildung 38
Wiedereingliederung 30
Wiederholgruppe 130,135,159
Wirksamkeit 79
Wirtschaftlichkeit 10,16,17,18,105
Zahlenreihe 113
Zeitplan-System 28,89,122
Zeitplangenerator 124,125
Zeitplanung 88
Zeitverzögerung 26
Zentralarchiv für Wehrmedizin 39
Zertifikat Med. Informatiker 14
Zielbestimmung 45
Zielgröße 45,46,57
Zielhierarchie 48
Zielsetzung 47
Zielsystem 49
Zielvariable 82
Zinsgewinn 76
Zugangskontrolle 127,132,152
Zugriffsrechte 130
Zwischenanamnese 68
Zytologiediagnostik 28

10. Namenverzeichnis

Babbage 34
Ball 41,43
Barnett 40,172
Berkson 39
Blumberg 9
Bock 42
Buchstaller 12
Collen 40
Dorenfest 106
Ehlers 55,81
Ellsässer 4,110
Frey 110
Fuchs 62
Gall 3
Giere 170,172
Hartung 39
Hönicke 4,110
Hosemann 39
Kennedy 45
Koller 39,69
Kosiol 64
Lamson 40
Lusted 40
Mohr 115
Nightingale 69
Nüssel 68
Offenhäuser 4,110
Osterburg 105
Pribilla 109
Proppe 39
Reichertz 4,12,45,64,69,98,107,111,170
Rohde 60,73
Schadewaldt 105
Schipperges 3
Schubert 110
Sheppard 40
Spencer 40
Sweeny 40
Vallbona 44
Vogt-Moykopf 4,109
Wagner 4,39,43,70
Wieland 110
Zworykin 39

Medizinische Informatik und Statistik

Band 34: C. E. M. Dietrich, P. Walleitner, Warteschlangen-Theorie und Gesundheitswesen. VIII, 96 Seiten. 1982.

Band 35: H.-J. Seelos, Prinzipien des Projektmanagements im Gesundheitswesen. V, 143 Seiten. 1982.

Band 36: C. O. Köhler, Ziele, Aufgaben, Realisation eines Krankenhausinformationssystems. II, (1-8), 216 Seiten. 1982

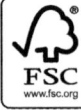

MIX
Papier aus verantwortungsvollen Quellen
Paper from responsible sources
FSC® C105338

If you have any concerns about our products,
you can contact us on
ProductSafety@springernature.com

In case Publisher is established outside the EU,
the EU authorized representative is:
**Springer Nature Customer Service Center GmbH
Europaplatz 3, 69115 Heidelberg, Germany**

Printed by Libri Plureos GmbH
in Hamburg, Germany